ストレス」を取ると老化は防げる

松生恒夫

青春新書
INTELLIGENCE

はじめに――人は「腸」から老化する

人は腸から老いる、ということをご存じでしょうか？

腸（おもに小腸と大腸）は、食べた物を消化し、栄養分は吸収して、老廃物は排泄するという役割があります。と同時に、食べた物などと一緒に入り込んできた細菌やウイルス、食品添加物のような化学物質を、腸でシャットアウトして無毒化したり、体外に排出したりすることも、大きな役割の一つです。

このような作用の一部を担っているのが腸管免疫《ちょうかんめんえき》なのです。あまり知られていないことですが、人間の免疫システムの60％が腸に集まっています。腸が健康でないと、全身の病気につながり、老化も進みやすいわけです。

実際、世界の長寿地方を調べた各調査でも、長生きする人たちは共通して腸内環境がいいことがわかっています。腸内環境に直結するのは、なんといっても食べ物。それらの地方では、腸内環境をよくする食べ物を積極的に摂っていることが、健康長寿につながっていたのです。

わたしは腸の専門医として約30年間、３万人以上の日本人の大腸内視鏡検査を施行してきましたが、そのことは経験上からも確かなことだといえます。

腸にいい食べ物というと、まっさきに「食物繊維」を思い起こす人が多いかもしれません。そんな食物繊維がたっぷり含まれた玄米は、マクロビオティック・ブームもあって、腸にも体にもいいと思われています。ですが、状況によっては、玄米は腸の健康にマイナスにはたらくことがあります。玄米が腸にも体にもいいというのは、必ずしもすべての人に当てはまるわけではないのです。

また、メタボや生活習慣病につながるとして、なにかと目の敵にされがちな脂質。これも、種類によっては、むしろ意識的に摂ったほうが、腸や体の若さを保つことにつながることがわかってきています。

そんな腸の健康、老化予防に役立つ最新の食常識を、日常生活で利用しやすい形で紹介したのが本書です。専門的な説明は最小限にとどめて、今日始めれば明日にでも効果が出てくる、実用的な食べ物・食べ方のノウハウを中心に書きました。

また、現代人の腸の不調は、食生活に加えて、ストレスが拍車をかけている面があります。腸は「セカンド・ブレイン（第2の脳）」といわれるくらい神経細胞が集まった部分で、ストレスの影響をひじょうに受けやすい器官だからです。

そこで、腸ストレスを取り去り、老化予防に有効な、ちょっとした日常習慣やケアの方法も紹介しました。いずれも、わたしのクリニックで患者さんたちにすすめていて、高い効果が得られたものばかりです。

本書が、読者のみなさんの腸の健康、老化防止に役立ち、一人でも多くの方々の健康長寿につながれば、著者としてうれしい限りです。

2章　この工夫が効く！ 腸ストレスから老化を防ぐ食常識　43

編集協力／モジ カンパニー
本文イラスト／中川原透
レシピ協力／横塚美穂
本文DTP／エヌ・ケイ・クルー

1章　ここまでわかった！腸ストレスと老化の関係

長寿食はみな〝腸寿食〟だった

健康長寿はいつの時代も人々の切なる願いでした。医学の進歩によって、その見果てぬ夢は現実のものとなりつつあります。できれば人生の終わりまで病院のお世話になることなく、毎日いきいきと過ごしたいものです。

健康長寿のヒントは〝長寿村〟と呼ばれる地域の食生活にあります。そこにはある共通項がみられるのです。

長寿でよく知られるギリシャのクレタ島の例をみてみましょう。この島は、世界最古のオリーブの樹があることでも知られる風光明媚《ふうこうめいび》な土地です。

米国・ミネソタ大学の教授であるアンセル・キース博士らがおこなった疫学研究によれば、ここの島民は脂肪摂取量が多いにもかかわらず、心疾患などによる死亡率が低いことがわかりました。

博士らはその主たる理由を、クレタ島を含むギリシャや南イタリアなど地中海沿岸諸国の伝統的食生活＝地中海型食生活に求めました。

地中海型食生活で使われる食材は、パンやパスタなどの穀類を中心に、豆や野菜や果物に、新鮮な魚介類を組み合わせ、肉類は最小限に抑えられています。そしてこれらの食材の調理にはおもにオリーブオイルが使われていたのです。

たとえば、炒め物やソースだけでなく、魚のグリルの下ごしらえにオリーブオイルをふりかけ、ゆでる前にも水と一緒に少量のオリーブオイルを注ぐといった具合です。

ちなみに、ギリシャ人一人あたりのオリーブオイルの年間平均消費量は約19ℓと、世界一の数値です。つまりオリーブオイルを中心とする地中海型食生活が長寿に貢献していると考えられるのです。さらには、この地域においては大腸がんになる人が少ないこともわかっており、地中海型食生活は腸にとってもよい食事だといえるのです。

もう一つの〝長寿村〟をご紹介しましょう。それは中央ヨーロッパのコーカサス地方にある、これまた長寿で名高いグルジアという国です。

この地域の特徴は、ヨーグルトの摂取量の多さにあります。ある調査で高齢者の腸内にある細菌を調べてみたところ、乳酸菌やビフィズス菌の数が多く、若い人との差はほとんどみられなかったそうです。

では世界的にも平均寿命の長いわが国の食事は、どうなのでしょうか。

この、いわゆる〝和食〟に関して、少し前のデータですが、東京大学農学部名誉教授だった光岡知足氏による興味深い調査結果が報告されています（いわゆる〝和食〟としたのは、和食の定義がはっきりしていないからです）。

その舞台となったのは長寿村として知られていた１９８０年代の山梨県棡原《ゆずりはら》村です。この村に住む高齢者の腸内細菌と便を採取してみたところ、悪玉菌の割合が低かったというのです。

当時、同地域の高齢者の食事内容は、雑穀、野菜、海藻、魚の干物、味噌を中心とした伝統的な日本の食事でした。さらに、高低差の激しい土地に暮らす村民たちの運動量の多さが、腸の活性化にプラスにはたらいたとも考えられています。

このように、いわゆる〝和食〟もまた、長寿食といえるでしょう。しかも、三つの長寿地域の例をみても明らかなように、長寿食と、腸にいい食事である〝腸寿食〟は、イコールの関係にあることがわかります。

つまり、腸によい食事や日常習慣を心がけ、腸の負担になるような〝腸ストレス〟を避けることで、老化を防ぎ、健康長寿を実現することが可能だということです。

腸寿食はがん予防にも有効

もう少し食べ物と腸、そして健康長寿の関係についてのお話をしましょう。ともに長寿食である日本人の伝統的な食生活と地中海型食生活には、たくさんの共通点がみられます。しかし、異なる部分もあります。その一つが、オリーブオイルの有無です。

もともとわたしたち日本人の食生活はあまり油を摂取しないものでした。しかし、1960年代以降の30～40年で、日本人の油の消費量は格段に増えました。これが日本人の体にさまざまな問題を引き起こしているのはご存じのとおり。

だからといって、油の〝美味しさ〟を知ってしまったわたしたちが食生活を昔のように戻すのは至難の業かもしれませんし、油のすべてが体によくないというわけではありません。むしろ体には必要な成分でもあります。

注意すべきは、摂取する油の種類なのです。

詳しくは後述しますが、日常的に食用に使っている油はいくつかの種類に分けられ、健康に害を及ぼしかねないものもあれば、逆に、適量を摂れば長寿や腸によいものもあるのです。

なかでももっとも腸によいと考えられるのが、地中海地域で広く使用されているエキストラ・バージン・オリーブオイルです。もちろん私たち日本人の腸にとってもいいのは間違いありません。

２００８年には、アメリカ、ギリシャなどの諸国でおこなわれた研究の解析が『ブリティッシュ・メディカル・ジャーナル（ＢＭＪ）』誌で実施されました。データのもとになったのは、１９６６年から２００８年の間に実施された12件の研究で、計１５７万４２９９人を３～18年間にわたって追跡調査したものです。

これらのデータによれば、地中海型食生活が徹底されていればいるほど、その人の死亡リスクは低下することが認められました。死亡リスクにつながる要因としては、たとえば、心疾患やがん、パーキンソン病、アルツハイマー病などで、それらの発症が抑えられることが報告されているのです。

和食＋地中海型食生活が最強のアンチエイジング食

日本でも、大腸がんの増加、過敏性腸症候群の社会問題化など、腸の病気で悩む人が増加し、日本人の腸内環境は大きく悪化しています。その大きな要因は食生活の変化によるものだと考えられています。

たしかに栄養面では大きく改善され、日本人の体格は随分とよくなりました。しかし、カロリーを多く摂りすぎているケースが多いかと思えば、一方では欠食や偏食が目立つなど、食生活は乱れているといえます。

現代日本人の食生活には、以前に比べて食物繊維やカルシウム、ビタミンが不足しています。それが腸の状態を悪化させ、生活習慣病を招きやすいものにしているのです。

腸にとって理想的な食事こそが、長寿食、つまりアンチエイジング食でもあることは前述したとおり。その代表例が、和食や地中海型食生活です。

両者には多くの共通点がある一方で、少々異なる点があります。その一つがオリーブオイルであることはすでに述べました。そしてもう一つが後者（地中海型食生活）に不足気味の乳酸菌です。

乳酸菌とは、糖を分解して乳酸を作る細菌のこと。ヨーグルトやチーズなどの発酵食品に多く含まれているものです。この乳酸菌には二つの種類があり、ヨーグルトなど動物性の乳に含まれているものが動物性乳酸菌。おもに漬物や味噌、醤油、酒など、いわゆる和食になじむ発酵食品に多く生育するのが植物性乳酸菌です。

この植物性乳酸菌は、乳酸菌のなかでもとくに生命力が強く、胃酸で死滅することなく、生きたまま腸に届きやすいことがわかっています。ヨーグルトを食べる習慣がなかった昭和40年以前の日本人は、漬物や味噌、醤油などから乳酸菌、つまり植物性乳酸菌を摂取していました。

しかし、そのバランスがいま、大きく崩れています。カゴメ株式会社総合研究所の報告によれば、植物性乳酸菌の摂取量は1970年代以降徐々に減少し、これに反して動物性乳酸菌の摂取量が大きく増加。植物性乳酸菌と動物性乳酸菌摂取量のバランスは、1990年代では約1対1に、現在では1対2にまでなっているのです。

植物性乳酸菌の摂取量が減るのにつれて、大腸がんや炎症性腸疾患（難治性である潰瘍性大腸炎、クローン病など）にかかる日本人の割合が増えています。

とくに大腸がんによる死亡数は、1980年代以降に激増しており、2004年には大腸がんは女性のがん死亡の1位となりました。このことから、生命力の強い植物性乳酸菌が日本人の腸を守ってきたのではないかとも考えられるのです。

以上のことをふまえれば、アンチエイジング食の理想型がみえてくるでしょう。つまり、植物性乳酸菌が豊富な和食に、地中海型食生活を上手にミックスした、いわば〝地中海型和食〟です。

これこそが、大腸の病気を予防するだけでなく、腸内環境を改善し、全身の健康を良好に保つアンチエイジング食なのです。

そもそも健康な腸とは

どのような食生活を送るかによって、腸の健康は大きく左右されます。では、健康な腸とはどのような状態のことをいうのでしょうか。

腸は約7～9ｍの長さがあり、大きく小腸と大腸に分けられます。さらに小腸は6～7ｍの消化管（十二指腸→空腸→回腸）で、栄養分の消化と吸収をおこない、残った老廃物を大腸へと送り出します。

大腸は、消化管の最後尾に位置し、老廃物の水分量を調節し便を作っています。腸は体内の老廃物の多くを便にして排出しているのです。

（図1）ヒトの胃と腸

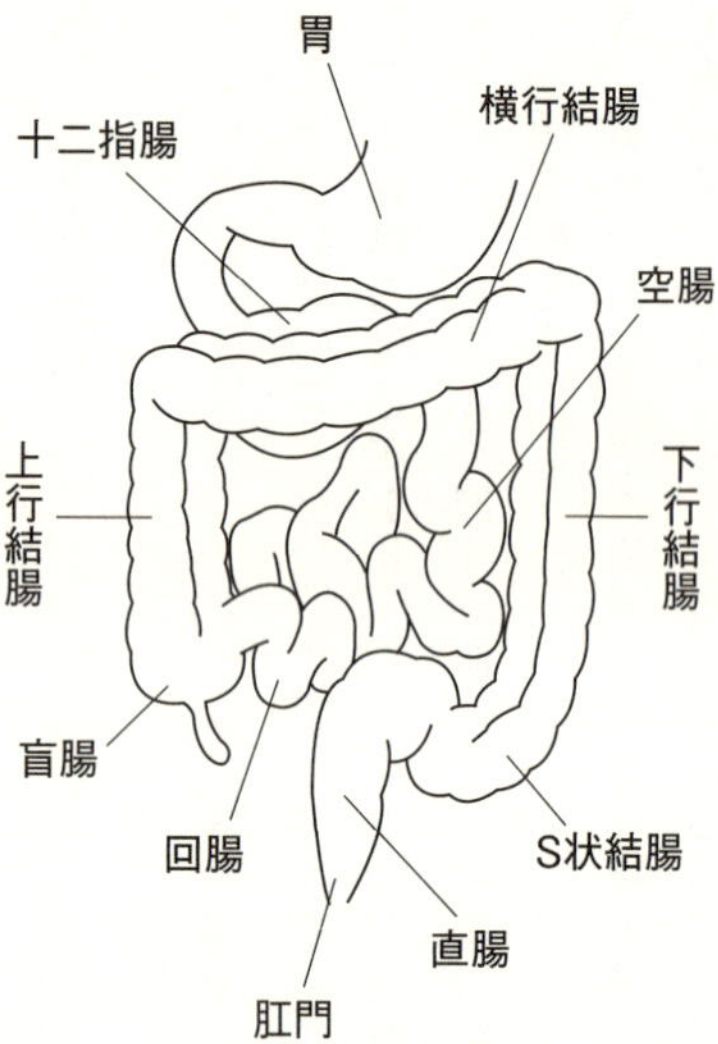

結腸（上行結腸、横行結腸、下行結腸、S状結腸）と直腸などからなる大腸において、便は最終的に直腸に運ばれて肛門から排泄されます。ここで重要なのが、腸の内容物を肛門のほうへ送り出すぜん動運動と呼ばれるものです。

　このように食べた物がきちんと消化・吸収され、老廃物がスムーズに排出される。これが健康な腸です。

　それとは反対に、こうした機能が正常にはたらかず、ぜん動運動が抑制されやすい状態を、私は「ストレス腸」と呼んでいます。

　こうしたストレス腸を防ぎ、健康な腸を維持すること。これこそが健康への第一歩。腸の仕組みを理解することで、健康長寿を実現することが本書の目的なのです。

腸とストレスの密接な関係

日本人の腸内環境悪化の一因は、食生活の変化にあると考えられています。しかし、それだけではありません。

緊張したり、ストレスを感じたときに、おなかが痛くなった経験は、誰でもあるでしょう。あるいは反対に、環境が変わると便秘になりがちだという人も少なくありません。実はこうした心身のストレスが、腸に大きな影響を及ぼすのです。

２０１１年3月11日に起きた東日本大震災による被災者の腸への影響は、とても深刻なものでした。被災して避難所生活をされていた人のなかには、ふだん便秘に悩んだことがないのに、10日以上排便がなかったという人が続出したのです。今回の震災についての詳細なデータはまだありませんが、阪神淡路大震災のときには、一説によれば約40％もの人が便秘になったといわれています。

報道されているように、食料不足や医薬品不足に加えて、トイレ環境の問題も深刻でした。とくに避難所の仮設トイレは数が不足していたうえに、衛生状態もよいとはいえず、ゆっくり排便できるような環境ではなかったようです。

このような状況が続けば、ふだん便秘で悩まない人でも、便秘傾向になってしまうでしょう。また、こうした環境の変化や、不安・恐怖などの心理的ストレスによる影響も無視できません。

今回のような大災害ならずとも、たとえば旅行や職場の異動など、環境の変化がきっかけで便秘になってしまう人も少なくありません。それは、腸と精神状態は密接に関連していることの証《あかし》でもあります。

逆にいえば、精神的なストレスを解消し緊張状態をやわらげることができれば、腸もまた健康な状態に戻り、老化を遅らせることができるのです。4章では、その具体的な方策を解説していますので、参考にしてください。

腸がストレスを感じやすい理由

腸の活動のなかでも、排便はとくに重要です。この排便においてもっとも重要なはたらきが大腸の「ぜん動運動」といわれるものです。

このぜん動運動には、腸に約1億個あるとされる神経細胞が深く関わっています。脳に次ぐたくさんの神経細胞があることから、腸は「セカンド・ブレイン（第2の脳）」といわれているほど。つまり、体の器官をコントロールしているのは脳だけではなく、腸にも一部脳と同様の機能があるということです。

腸の神経細胞は、独立したネットワークで他の消化器官と協調してはたらいており、他の臓器にも直接指令を出す重要な器官です。便意を起こしたり、食べ物の分解や消化に欠かせない酵素やホルモンの分泌を促すのも、このセカンド・ブレインの指令によるものです。

腸管のはたらきは、交感神経によって抑制され、副交感神経によって活性化されます。とくに副交感神経の影響が大きいとされています。

そして、胃のなかに食べ物が入ると、結腸が動き始めることで（胃・結腸反射）大ぜん動が起こり、胃から小腸、結腸、直腸へと食べた物が移行します。直腸に入ると、直腸から脳へ信号が送られます。その信号を脳がキャッチすることで、便意が生じるのです。

これら中枢神経系とは別に、腸管の粘膜をなんらかの形で刺激することでも消化管運動は活性化されます。これこそがセカンド・ブレインのはたらきなのです。

現在では、「脳腸相関」といわれるように、脳と腸の密接な関係に注目が集まっています。実はうつ病は脳だけでなく、大腸と自律神経およびセカンド・ブレインも大きく関与することがわかっています。

うつ病患者が治療薬として抗うつ剤を服用すると、その副作用として便秘になりやすいのはそのためです。

神経細胞同士は、それぞれが情報を伝えあうために神経伝達物質を飛ばします。それはホルモンの一種であり、そのうち脳・腸それぞれの神経伝達物質として重要な役割を担っているのがセロトニンです。

このホルモンは、脳内で全体の1%、腸で95%、残りは腎臓や血小板などで作られています。

腸管に食べ物が入ってきたときに、腸管を走る神経が内容物の通過を感じとります。その情報を腸管全体に伝えるのが、腸におけるセロトニンの役割。腸内のセロトニンが不足すると、腸のはたらきが悪くなるということです。

うつ病も脳内のセロトニンの減少が影響しています。腸のセロトニンは脳の血流脳関門を通過できず、脳内に移行することはできないので、現時点ではその関連性は明らかにされていませんが、うつ病の患者さんはとくに便秘を訴えることが多いことからも、なんらかの関係があるのではないかとみて取れます。

このように、腸はみなさんが考えている以上に、精神的なストレスの影響を受けやすく、また同時に心身の健康をつかさどる大事な器官なのです。

腸内環境の悪化は免疫力の低下を招く

もう一つ重要なことは、腸は人体最大の免疫器官、ということです。

そもそも口腔から胃や腸、そして肛門にいたる器官は、一本の管のようなものであり、ある意味で外の世界とつながっている体外器官。食べた物は腸に吸収されて初めて、体内に入るともいえます。

外界からは食べ物だけでなく、異物や、細菌、ウイルスなどの病原性微生物なども日々入ってきますが、腸はそれらを体内に取り入れていいかどうかをチェックする、いわば関門の役割を果たしています。だからこそ、全身の免疫機能の約60％が腸に集中しているのです。

そのため、腸内環境が悪化し、腸の免疫機能が正常にはたらかなくなってしまうと、外から侵入する異物や病原菌に立ち向かうことができず、病気になりやすく、老化を進めることにもなってしまいます。

では、腸内環境と免疫機能の関係をみてみましょう。

人体の腸の長さは約7~9mで、広げたときの面積はテニスコート一面分にも相当します。この腸内部のひだのなかに、約100種類、合計約100兆個もの細菌が存在するといわれています。

その広大な腸内環境を左右するものの一つが、腸内細菌です。これら細菌は、善玉菌(ウェルシュ菌など)と悪玉菌(大腸菌)、日和見菌《ひよりみ》(善玉にも悪玉にも属さない菌)の三つに分けられます。

これら3種類の菌の割合は、一般に善玉菌20%、悪玉菌10%、日和見菌70%がバランスのとれた状態とされています。日和見菌は、状況に応じて善玉菌に加勢したり、悪玉菌のほうに傾いたりします。

最近の研究によれば、腸内細菌は腸内環境を保つだけでなく、腸内免疫系にも大きな影響を及ぼすことがわかってきました。

便秘になるなどして腸内環境が悪化し、腸内細菌のバランスが崩れると、悪玉菌が増加して免疫力が低下することがわかっています。

腸内細菌のバランスは、免疫システムを左右し、老化のカギを握る、重要な要素の一つとなるのです。

小腸こそが免疫の中枢

腸内で常在細菌が存在するのは、おもに大腸内です。一方、小腸は無菌ではありませんが、腸内細菌は少なめ（ビフィズス菌、ユーバクテリア、ストレプトコッカスなど）です。

では、小腸は免疫機能にあまり関係しないのかというと、そんなことはありません。小腸こそが腸管免疫の中枢を担っているのです。

腸管粘膜には、腸特有のリンパ組織（免疫機能を担うリンパ球が集まる部位）があり、「腸関連リンパ組織（ＧＡＬＴ）」と呼ばれ、その容積は腸の25％にも及びます。このＧＡＬＴこそが、腸管免疫系の中枢を担っているのです。

ここに集結したリンパ球などの免疫細胞が、外から侵入した異物や病原菌を効率よく排除し、わたしたちの体を病気にならないように守ってくれています。

全身にあるリンパ球のうち60％以上が腸管に集中しており、全身の抗体の約60％が腸管で作られています。それこそが腸管が人体最大の免疫器官といわれる理由なのです。

その腸管のなかで、もっとも重要な役割を果たしているのが、パイエル板と呼ばれるところです。パイエル板は、おもに大腸に近い小腸の一部である回腸にあり、腸管独自のリンパ節を形成しています。

少々込み入った話になりますが、大事なところですので、詳しく解説しておきます。

パイエル板の入り口には、M細胞という組織があります。口から侵入した異物や病原菌が小腸に達すると、まずM細胞がはたらき始めます。

M細胞は病原菌などをパイエル板のなかに取り込むようにはたらき、それを察知したパイエル板にある免疫細胞群（抗原提示細胞、リンパ球T細胞、リンパ球B細胞）が、病原菌（＝抗原）を攻撃するための抗体である「IgA（免疫グロブリンA）」という物質を作ります。

免疫機能が正常ならば、この段階でIgAが抗原をやっつけて無害化してしまうので、病気になるのを未然に防いでくれます。

一般に腸の免疫について解説している本のなかには、この点を混同しているものも見

（図２）腸管免疫のしくみ

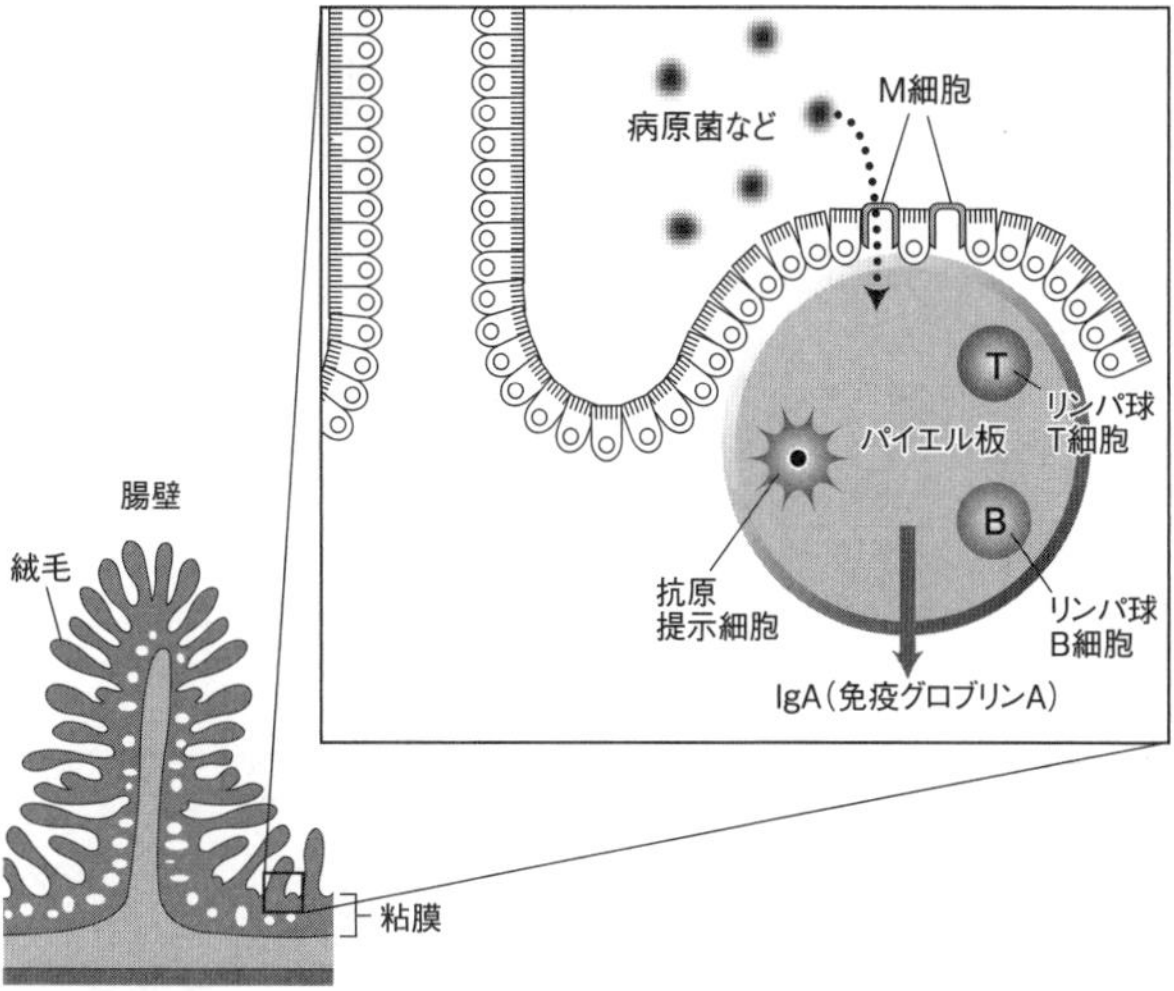

受けられます。本来、小腸と大腸は、免疫機能においても別々の役割を果たしているのです。

つまり、腸管免疫力を高めるためには、小腸と大腸の免疫反応の違いを知り、それに応じたケアが必要になってくるのです。

メタボと大腸がんの深い関係

メタボリック・シンドロームと大腸がんの関係が、近年指摘されるようになっています。

２００７年の世界がん研究基金「食物とがん予防のまとめ」によれば、肥満や下腹部の脂肪貯留《ちょりゅう》は大腸がん発症の大きなリスク要因の一つとされています。どうやら肥満やメタボリック・シンドロームと大腸がんは大いに関係がありそうなのです。

メタボリック・シンドロームは、ただ太っているだけでなく、糖尿病や高血圧などを併発してしまう、心血管性疾患の大きなリスク要因です。それに加えて、大腸がんに大きく関係していることが確実視されているのです。

メタボリック・シンドロームを発症する割合は、中年期以降、加齢とともに増える傾向にあります。実際、国民健康・栄養調査（平成19年度　厚生労働省）によれば男性のメタボリック・シンドロームとされる人の割合は、40歳代で16・7％、50歳代で25・0％、70歳代では36・9％と増加していきます。このデータは、大腸がん有病率の上昇と同様の動きをみせるのです。

ここで最新のデータをご紹介します。米国のメイヨー・クリニック内科・腫瘍学のフランク・A・シンクロープ教授らは、肥満の結腸がん患者は、正常体重の患者と比較して、死亡と再発のリスクが高いことを指摘しています（Clinical Cancer Research 16：1884～1893, 2010年）。

米国では、毎年約15万人もの人が新たに結腸がんと診断されています。米国対がん協会のデータによると、肥満は結腸がんの独立した危険因子であることが提示されています。

シンクロープ教授らの同研究によれば、結腸がんのステージⅡと、ステージⅢの患者4381例のうち約20％が肥満でした。

肥満はただ結腸がんになりやすいだけでなく、生存率を低くし、女性よりも男性において予後が悪くなるとしています。さらに、BMI値（体重〈kg〉÷身長〈m〉÷身長〈m〉で計算する、肥満度を表す世界的な基準値。25以上で肥満と判定される）が高い男性は正常体重の患者に比べて、死亡リスクが35％も高かったとしています。

ここで大腸がん予防のために、腸によいものと、反対に腸ストレスとなり発がんリスクを上昇させてしまうものを紹介します。次ページからの、2001年の米国対がん協会による「がん再発・転移予防のためのがん患者の食生活指針」や、2007年に世界がん研究基金と米国がん研究機関との共同提言で公表された「食べ物、栄養、運動とがん予防」の指針をみてみてください（表1、表2）。

これらの表を腸ストレスという視点からみてみると、体にいいとされる食事療法のなかにも、有益なものと、かえって悪化させてしまうもの両方が存在することがわかります。

とくに、現在日本の若い女性を中心に支持を集めているマクロビオティック的な食事療法の判定結果はC。つまり、利益の可能性を示す知見と有害な可能性を示す知見が両方あ

（表１）がん再発・転移予防のためのがん患者の食生活指針

	消化器がん（大腸がん）
食品衛生（調理時の衛生や冷蔵保存など）	A1
治療期間中の意図的な減量（肥満の場合）	E
回復後の意図的な減量（肥満の場合）	A3
脂肪を減らす	A3
野菜と果物を増やす	A2
運動量を増やす	A2
アルコールを減らす	A3
断食療法	D
マクロビオティック療法	C
ベジタリアンの食事	A2
亜麻仁油	B
魚油	A3
ショウガ	B
大豆食品	B
お茶	B
ビタミンとミネラルのサプリメント	B
ビタミンＥのサプリメント	E
ビタミンＣのサプリメント	B
βカロチンのサプリメント	C
セレン	A3

A１：利益が証明されている。
A２：おそらく利益はあるが、証明はされていない。
A３：利益の可能性はあるが、証明はされていない。
B：利益やリスクについて結論づけるだけの十分な知見がない。
C：利益の可能性を示す知見と有害な可能性を示す知見が両方ある。
D：利益がないことを示す知見がある。 E：有害なことを示す知見がある。

2001年米国対がん協会

(表2) 食べ物、栄養、運動とがん予防

	リスク低下	リスク上昇
確実な要因	身体活動	赤身肉、加工肉、多量飲酒(男性)、肥満、腹部肥満、高身長
ほぼ確実な要因	食物繊維を多く含む食品、ニンニク、牛乳、カルシウム	多量飲酒(女性)
限局的(可能性あり)	野菜、果物、葉酸を含む食品、セレン、セレンを含む食品、ビタミンDを含む食品、魚	鉄を含む食品、チーズ、動物性脂肪を含む食品、砂糖を含む食品
限局的(結論なし)	穀類、鶏肉、脂肪酸組成、コレステロール、コーヒー、メチオニン	

※1　葉酸：107ページで詳述。

※2　セレン：体内で、酵素やタンパク質の一部を構成し、抗酸化反応においても重要な役割を担う微量元素。毒性もあるので、大量摂取には注意が必要。カツオやイワシ、牡蠣、玄米などに豊富に含まれており、通常の食事で不足することはまずないといわれる。

※3　メチオニン：体内でタンパク質を合成する必須アミノ酸の一種で、不足すると肝機能の低下や抜け毛、むくみ、感染症にかかりやすくなるといわれている。海苔、チーズ、マグロ、鶏肉などに多く含まれている。

2007年世界がん研究基金／米国がん研究機関

るということです。

これは、玄米が消化に悪いので、よく噛まないで玄米を食べると消化不良になり、腸のなかに詰まってしまう可能性があるためです。

腸の老化度チェックリスト

ここまで読まれてきた読者の多くは、自分の腸が正常にはたらいているかどうか、老化が進んでいないかどうか、気になっているのではないでしょうか。

75歳前後にもなれば、20歳代と比較すると腸の弾力性は30％ほど低下するとされています。しかし、体の老化の度合いがそうであるように、腸の老化度にも個人差はみられます。

ですから、自分の腸の状態を把握することは、今後の健康生活を送るうえでも大変重要な指標であると考えます。

その手がかりにしていただきたいと思い、今回新たに「新・腸の老化度チェックリスト」を作成しました。腸の機能、加齢にともなう腸の自覚症状、さらには加齢にともなう食生活やライフスタイルの変化などを加味し、総合的に判断できるように工夫したものです。

自分の腸の老化状況を知る目安として、さっそく左記のチェックリストで、当てはまるものに○をつけてみてください。

【新・腸の老化度チェックリスト】

1. 排便回数は週に1～2回である。
2. 食後に下腹部がポッコリと出る。
3. 最近、便意を感じることがなくなった。
4. 朝食を食べた後に便意を感じることがまったくない。
5. 便が硬い。
6. 排便時にうまくイキめない。
7. 放っておくと1週間以上便意がないこともある。
8. 下剤を時々服用しないと便意がない。
9. 排便後に残便感がある。
10. 排便に30分以上時間がかかる。
11. 1日3食摂らないことが多い。

12. 朝食を食べない。
13. 基本的に小食である。
14. あまり水分を摂らない。
15. 野菜はあまり好きではない。
16. 肉類をあまり食べない。
17. タンパク質をあまり摂らない。
18. アルコールの摂取量が多いほうだ。
19. 最近ストレスを感じることが多い。
20. メタボリック・シンドロームと判断された。
21. それほど飲み食いしないのに、痩せにくい。
22. あまり運動はしない。あまり歩かない。
23. 若いときに比べて排便力が低下した。
24. カゼをひきやすくなった、疲れやすい、抵抗力がなくなってきていると感じる。
25. 便が出なかったときの不安感がたえずある。

【判定】

0〜5：腸の状態は、それほど心配のない状態と思われます。

6〜10：やや腸の老化の傾向がみられます。食事や日常生活を見直してみましょう。

11〜15：腸の老化が進んでいます。食事や日常生活の改善が必要です（とくに3や4を含む場合）。

16〜20：腸の老化がかなり進んでいます。食事や日常生活の改善とともに、定期的に専門医の診断を受けましょう（とくに3や4を含む場合）。

21〜25：すぐに専門医の診断を受けるべきです。

いかがだったでしょうか。「便意」の消失がもっとも腸機能低下や腸の老化進行が疑われるバロメーターですので、「3」や「4」にチェックが入った方は、判定がいくつであれ、注意が必要です。

2章　この工夫が効く！　腸ストレスから老化を防ぐ食常識

老化予防の基本は、このタンパク質

全身のリンパ球の約60％が腸に存在することは前述しましたが、そのリンパ球のおもな栄養分となるのが、アミノ酸の一種であるグルタミンです。グルタミンが不足すると、リンパ球の活性が低下し、免疫のはたらきが弱くなってしまうのです。

グルタミンというと、うま味調味料などに使われているグルタミン酸を連想される方もいらっしゃると思いますが、両者は別もので、体内での役割も違います。グルタミンを多く含む食品は、生魚、生肉、生卵などです。

ただし、グルタミンは、ふだんは体内で筋肉のタンパク質から合成されます。そのため、あえてグルタミン自体を意識して摂取しなくても、普通にタンパク質を摂っていれば、欠乏することはまずありません。

しかし、なんらかの問題でタンパク質が摂取できなくなると、ほんの数日間で筋肉から血中へのグルタミンの供給量が減少し、免疫のはたらきが弱くなり、感染症にかかりやすくなるなどの悪影響が出始めます。

グルタミンの作用には、他にも次のようなものがあります。

①筋タンパクの合成亢進《こうしん》
②筋タンパクの崩壊抑制
③小腸粘膜の最大のエネルギー源
④大腸粘膜の二番目に重要なエネルギー源
⑤腸でのナトリウムと水分の吸収促進
⑥免疫細胞の発育と増殖作用
⑦抗うつ作用
⑧創傷《そうしょう》治癒促進

このような重要な役割を担う腸管の粘膜に、偏食や断食などによって十分なグルタミンの供給が絶たれてしまうと、それらの機能が正常にはたらかなくなって、細菌やウイルスの腸管壁内への侵入をゆるすことにもなってしまいます。

では、グルタミンはどのようにして摂取するのがよいのでしょうか。

健康時には筋肉で合成されるものなので、普通にタンパク質を摂取し、いざというときのために筋肉を維持しておくことが大事です。

ただし、体にダメージを受けたとき、たとえば手術や絶食時などにはグルタミンを補給しておくと、後の体力回復やリカバリーが早いのも事実。つまり、体力が落ちて免疫力が弱くなってしまったときには、グルタミンを積極的に摂取するのがよいのです。

ただし、グルタミンは料理の過程で熱が加えられると、壊れやすい成分であるため、刺身などの魚から摂取するのがいいと思われます。

★グルタミンを多く含む食品……生魚、生肉、生卵、大豆、発芽大麦など。

グルタミン酸は腸力のみなもと

前述したように、グルタミンとグルタミン酸は実はまったく異なる成分です。ただし、ともに腸には欠かせない成分であることは共通しています。

グルタミン酸は、私たちが美味しいと感じる、いわゆる〝うま味〟のもと。日本人は昔から、甘味、塩味、酸味、苦味に加えてうま味を認識する繊細な舌を持っていました。このうま味の正体こそ、おもにカツオや干しシイタケなどの出汁《だし》に含まれているグルタミン酸なのです。

このうま味を感じるのは、舌だけではありません。実は胃にもうま味を検知するところがあり、その情報はセロトニン（情報伝達物質）を介して脳と全身へと伝えられます。その結果、胃の働きが活発になるのです。

このグルタミン酸は、小腸粘膜のエネルギー源の一つでもあります。つまり、うま味成分の少ない食事ばかりを続けてしまうと、グルタミン酸が十分に補給されなくなりますので、消化管運動のエネルギー不足が生じてしまうのです。

腸の活動や腸管免疫機能をキープするためには、グルタミンの多い刺身や卵かけごはんを積極的に食べること、さらには出汁がしっかり出た、うま味のある和食を食べてグルタミン酸の摂取を心がけること。

グルタミンとグルタミン酸という似て非なるコンビは、いずれも腸の健康維持には欠かせないものなのです。

フランス人が風邪をひいたときに食べる意外な食品

日本では、昔から風邪をひいたときには卵酒が定番です。海外ではいったいなにを食べているのでしょうか。

あるフランス人に、風邪で熱があり体力が落ちてしまって食欲がないときに、フランスではなにを食べるのかを質問したことがあります。その答えは「良質のタルタルステーキ」でした。

グルタミンは生肉や生魚、生卵に多く含まれていることがわかっています。つまり、卵酒とタルタルステーキにはともに体力回復に有効なグルタミンが多く含まれていたというわけです。昔のフランス人たちは、体力が落ちたときにグルタミンを補給することで回復が早まることを経験的に知っていたのかもしれません。

しかし、体力が落ちて内臓も弱っているときに、タルタルステーキは日本人にはやや重いと思われます。そこで、たとえば青魚の刺身や、生卵での卵かけごはん（ただし、グルタミンが壊れてしまうのでごはんはアツアツではないもの）を、積極的に食べることを意識するのがいいと思います。

ちなみに、わたしの知人の魚屋さんに、ここ40年くらいインフルエンザにかかったことがないと豪語する体力自慢がいます。いろいろ聞いてみると、どうやら彼の場合も、長寿村の人々と同じようにふだんの食生活に秘密があるようでした。

彼の夕食には、魚屋さんという仕事柄、週に三度は刺身がのぼり、彼自身は切り残しの刺身を毎日のように口にしていました。彼のインフルエンザ知らずの秘密は、刺身を日常的に口にする、グルタミン豊富な食生活にあると考えられるのです。

腸ストレスに効くビタミンCの摂り方

風邪をひいたときや、ストレスを感じた場合は、ビタミンCを摂ったほうがいいといわれます。これはビタミンCによる免疫力を回復させる効果をねらったもので、抗酸化、抗ストレス作用など数多くの効果効能が認められています。もちろん、腸内でも重要なはたらきをします。

ビタミンCというとレモンが連想されますが、ブロッコリーやピーマン、パセリなどの野菜、イチゴや柿、キウイフルーツなどの果物などにも多く含まれています。

水に溶けやすいため、体内の60％を占める水分のなかにおいて、抗酸化作用を発揮します。腸もビタミンCがはたらきやすい場所の一つです。

また、ストレスに対処するためのホルモンである副腎皮質ホルモンを作り出す材料でもあるので、抗ストレスにも役立ちます。

一日に摂取すべきビタミンCの目安量は、男性女性ともに、大人は一日約１００㎎とされています。しかし、心身がストレスを感じているときには、多めに摂るようにしましょう。

また、風邪をひいているときに免疫力をアップさせて回復を促すためにはビタミンCが欠かせませんし、肌がストレスを受けるなどして活性酸素が増えると、それらを除去するためにも大量のビタミンCが消費されます。

健康を維持するために大量のビタミンCが使われますので、できれば少し多めに摂るくらいがちょうどいいかもしれません。使われなかったビタミンCは、体外に排出されますので心配ありません。ただし、サプリメントを多く摂りすぎるとおなかを壊すことがありますのでご注意ください。

料理で摂取する場合は、調理法に注意が必要です。ビタミンCは水に溶けやすい水溶性なので、水洗いや加熱によっても損なわれてしまいます。生で食べるか、煮るよりも蒸すなどして、手早く調理することが大切です。

★ビタミンCを多く含む食品……ブロッコリー、ピーマン、パセリ、キャベツ、ゴーヤ、カボチャ、イチゴ、柿、キウイフルーツなど。

ビタミンEが細胞膜の酸化を防ぐ

一方、体内の細胞膜の脂質が酸化するのを防いでくれるのは、脂溶性ビタミンのビタミンEです。腸の細菌の酸化も防いでくれるので、ビタミンCとともにビタミンEを摂ることで、さらなる抗酸化作用が期待できます。

ビタミンEを多く含むのは、アーモンド、へーゼルナッツなどのナッツ類やゴマ、ウナギ、アボカド、緑黄色野菜など。腸の健康に欠かせないエキストラ・バージン・オリーブオイルもビタミンEを豊富に含んでいます。

ですので、緑黄色野菜たっぷりのサラダに、ビタミンEが豊富なエキストラ・バージン・

オリーブオイルをマヨネーズやドレッシング代わりにかけるのは、とても効果的な腸のアンチエイジング・メニューといえるのです。

★ビタミンEを多く含む食品……アーモンド、ヘーゼルナッツ、ヒマワリの種、ゴマ、ウナギ、ニジマス、アボカド、緑黄色野菜、エキストラ・バージン・オリーブオイルなど。

腸を冷やさないことが腸免疫を高める第一歩

最近では、とにかく体を冷やさず、温めること、これが健康への近道であるという記事を目にすることが多くなりました。ではなぜ、体を冷やしてはいけないのでしょうか。

朝起きたばかりの人の体温は、平熱よりもやや低い36度前後のケースが多いようです。これは体内時計のはたらきによって、早朝にはまだ副交感神経が優位の状態、つまり落ち着いた状態にあることを示しています。そこから徐々に交感神経のはたらきが活発になり、それにともない体温も上昇していくと考えられています。

それにもかかわらず、日中にいたってもまだ36度前後を示してしまう人もいます。便秘などでわたしのクリニックに来院される患者さんの多くにみられる傾向です。

ちなみに免疫学が専門の新潟大学教授の安保徹先生によれば、平熱が36度以下だと、免疫力がはたらきにくくなるそうです。というのも、白血球のなかのリンパ球がもっとも活発にはたらくのは36・5度前後。つまり、それが免疫作用がもっともはたらく体温ということになります。

安保先生によれば、一日でもっとも体温が低い朝の時間帯以外に体温を計測したときに、36度以下の低体温は注意が必要だとされています。そして、免疫力を維持するためには、低体温を避け、保温力が重要であると結論づけています。

また、がん患者の平均体温も、健康な人より低いこともわかっています。そのことからも、体温が低下すると免疫力が低下し、病気にかかりやすいといえるのです。

スパイスたっぷりのカレーで免疫力アップ

では、体を冷やさず、保温力を高めるためにはどうしたらよいのでしょうか。

一時的に体を温めるためなら、白湯《さゆ》を飲むだけでもよいでしょう。しかし、30分もすれば体温は低下し始めます。少しでも長時間、高い体温を持続するには〝保温力〟が欠かせません。

体の内部から温めるには、保温力があるとされている食材をうまく活用するのがよいでしょう。

保温力があるとされる食材の代表としては、たとえばシナモン（血管拡張作用）やジンジャー（ショウガ）などがあげられます。これらを上手に活用することで、保温力を高めて、免疫力を保持していきたいところです。

カレーライスを食べた後、汗をかいて体全体が火照《ほて》るような感覚になることがあります。これは、アツアツのごはんやカレーの温度だけでなく、カレーに含まれるシナモンやジンジャーなどのスパイスによるものだと考えられます。これら保温力のあるスパイスの力について興味深い研究があります。

日本薬科大学の丁宗鐵《ていむねてつ》教授による、本当のカレーと、比較のために作られた疑似カレーを、冷え症の女性に食べてもらい、体表温度や深部温度を測定した実験です。なお、本物のカレーには、シナモン、ジンジャーなどのスパイスがふんだんに入っています。

結果、本当のカレーを食べたときでは、体温が上昇しましたが、疑似カレーでは、食後しばらくすると体温はもとに戻ってしまいました。さらに、本当のカレーを食べたグループでは、90分後も体温が上昇し続けたことが確認されています。

この実験からもシナモンやジンジャーなどのスパイスが豊富なカレーは、保温力にすぐれた食事だと考えられるのです。

ここで、わたしが患者さんたちにすすめている保温力アップスープを紹介しておきましょう。

【保温力アップスープ】の作り方

①タマネギ、ニンジン、キャベツそれぞれ適量をみじん切りにする。
②①をオリーブオイルで炒める。
③水を火にかけ、沸騰した後に②を入れて、具材がやわらかくなるまで火を通す。
④最後にカレー粉適量、シナモンパウダー、ショウガを少量入れ、塩で味を調えたら完成。

簡単で美味しく、かつヘルシーなので、とくに女性におすすめです。

シナモン・ジンジャー・ティーで冷え症改善&腸力アップ

体の保温力を高めてくれる、冬場にうってつけの飲み物があります。それはわたしが考案したシナモン・ジンジャー・ティーです。

ジンジャー（ショウガ）とシナモンは体を温める食材の代表例です。シナモンは東南アジア原産の植物で、独特の甘みと香りが特徴。日本では桂皮《けいひ》として、婦人科向けの漢方薬によく使用されています。

その主成分であるケイヒアルデヒドには、血流増加や末梢血管の拡張作用、水分代謝を調節する作用があります。血管が拡張して体温が上がれば、全身の臓器の活動も活発になり、したがって便秘の改善にも有効です。ちなみに、シナモンには発汗作用があることも知られています。

ショウガが含まれた料理を食べると体がポカポカしてきて、じんわりと汗が出てくることがあります。これは、血管が拡張し、新陳代謝が促された結果です。これによって冷えが改善し、臓器のはたらきも活性化され、結果として体内の余分な水分が排出されるとされています。

マウスを使った実験では、ショウガの辛み成分のうち、ショウガオールと呼ばれる物質などに、体温の低下を抑制する作用が認められています。ショウガは西洋でも胃腸に効くハーブとして愛用されており、消化管のはたらきを整え、胃腸に溜まったガスを排出するとされているのです。

このシナモン・ジンジャー・ティーの作り方はとても簡単です。市販のシナモンパウダーにチューブのショウガ（もちろん、すったショウガでもOK）、オリゴ糖を適当なカップに入れ、お湯を注ぎ、最後にバニラエッセンスを数滴たらすだけ。オリゴ糖を入れるのは、飲みやすくするだけでなく、腸内環境を整え、おなかの症状を改善してくれる効果が期待できるからです。

温かいお湯を飲むことでも、ある程度、体温を上昇させることは可能。ですが、シナモンやショウガの持つ血管拡張作用、つまり血行をよくする作用で、上昇した体温を低下しづらくさせてくれます。ただし、シナモンやショウガをそのまま摂ったからといって、体温が上昇するわけではないので注意が必要です。

このシナモン・ジンジャー・ティー、わたしのクリニックの患者さんには、美味しいだけではなく、冷えに効果的だと人気なのですが、では実際に、どの程度の効果が期待できるのでしょうか。

冷え症で停滞腸（わたしが名づけた腸の状態で、腸管の運動などが低下した腸の状態）、あるいは便秘で悩む14人の女性にシナモン・ジンジャー・ティーを250㎖飲んでいただき、その前後の体温を測定してみました。

その結果は、14人中8人で体温の上昇がみられ、しかもそのまま1時間も体温を維持することができたのです（その後は、体温はもとに戻りました）。

さらに、この14人の被験者に、2週間毎日2回飲用していただいたところ、うち8人に冷えの改善が認められ、9人に腹部の張りが治まったり、排便が好調になるなど、腸の状態の改善がみられました。

冷えをともなう便秘、あるいは便秘傾向の人は、保温力のあるジンジャーやシナモンのような食材と、腸のはたらきを改善してくれる素材が組み合わされた物を食べることをおすすめします。

体の冷えは、腸ストレスの大きな原因の一つであり、保温力アップは、腸ストレスの解消にも有効なのです。

脂肪には上手な摂り方がある

1章でも述べたように、日本人の食生活の欧米化によって、脂肪や油の摂取量が大幅に増えました。それは腸内環境の悪化だけでなく、肥満や糖尿病、脂質異常症などの生活習慣病の原因にもなってしまいます。

ただし、体に悪いからと脂肪や脂質を敬遠してしまうのは考えものです。なぜなら、人間のすべての細胞膜は脂質で作られており、脂質は体の大事なエネルギー源でもあるからです。

しかも、油分を控えた料理は味気なくなりがちです。ダイエットのために極端に油や脂肪をカットしてしまうと、健康に悪影響が出るだけでなく、食事による満足感が得られないためにストレスがたまって、余計に食事量が増えてしまった、という経験がある人も少なくないはずです。

事実、油に含まれる成分が舌の神経を刺激して、脳を興奮させるといわれています。つまり、油は「美味しい」のです。

油の美味しさを知ってしまったからには、もとの日本の伝統的な食生活に戻すのは難しいでしょう。ならば、少しでも体によい油を選ぶべきなのです。

脂肪は分解されると、脂肪酸に変化します。この脂肪酸は、食用油のおもな成分であり、長鎖《ちょうさ》脂肪酸と中鎖《ちゅうさ》脂肪酸、短鎖《たんさ》脂肪酸の三つに分けられます。

長鎖脂肪酸には、たとえばオレイン酸やリノール酸、EPA、DHAなどがあげられます。身近な油は、ほとんどがこの長鎖脂肪酸です。

中鎖脂肪酸は、牛乳などの乳製品、パーム油やココナッツ油に比較的多く含まれています。母乳にも含まれていて、赤ちゃんにとっては大切なエネルギー源でもあります。

短鎖脂肪酸には、酢酸《さくさん》や酪酸《らくさん》などがあり、食物繊維が腸内で分解されて最終生産物として産出されるものです。

酪酸は、小腸の粘膜上皮細胞の二番目のエネルギー源であり、大腸の粘膜上皮の一番のエネルギー源でもあります。

酢酸はよく知られているようにお酢の主成分で、脂肪酸でもあるのですが、脂肪の性質よりも酸性の性質が強く現れます。腸管内を酸性に保ち、悪玉菌の増殖を抑えることに貢献してくれるのです。

（表3）おもな脂肪酸の種類

	飽和脂肪酸	一価不飽和脂肪酸	多価不飽和脂肪酸
長鎖	パルミチン酸 （牛脂、ラードなど）	〈オメガ9〉 オレイン酸 （オリーブオイルなど）	〈オメガ6〉 リノール酸、リノレン酸 （紅花油など） 〈オメガ3〉 EPA、DHA （青魚など）
中鎖	カプリル酸、カプリン酸（ココナッツ油など）		
短鎖	酪酸、酢酸、プロピオン酸 （酢など）		

※飽和脂肪酸は常温で固体、不飽和脂肪酸は常温で液体。
※油の主成分である「脂肪酸」には、さまざまな種類があり、分子が鎖状につながっていて、その長さによって「長鎖」「中鎖」「短鎖」に分類されています。

長鎖脂肪酸でスベスベ腸になろう

さて、長鎖脂肪酸のなかで、もっとも腸によいと考えられているのはオレイン酸です。オレイン酸とは、その名前からも連想されるとおり、オリーブオイルの脂肪酸のうち約75％を占めています。

このオレイン酸を一時的に多めに（大さじ1～2杯）摂取すると、腸管にあまり吸収されることなく、腸管内に残るため、食物の残りかすにまじり、腸内を刺激して、排便力をアップさせてくれます。

また、精製していないオリーブオイルであるエキストラ・バージン・オリーブオイルは、四つの抗酸化力（オレイン酸、ポリフェノール、葉緑素、ビタミンE）で、大腸がん発生の予防にも貢献していると考えられています。腸内細菌のなかには、オレイン酸をエネルギー源としているものまであるのです。

悪玉コレステロール値を下げてくれるオレイン酸

このオレイン酸には、血中コレステロール値を低下させるはたらきもあります。しかも、善玉コレステロール（HDL－コレステロール）値を下げずに、悪玉コレステロール（LDL－コレステロール）値のほうだけを低下させてくれるのです。

このオレイン酸を多く含むオリーブオイルを主体とする地中海型食生活は、少し前に流行した炭水化物抜きダイエットや低脂肪ダイエットよりも、ダイエット効果が高いという研究報告もあります。オレイン酸は腸の強い味方なのです。

このオレイン酸は、ちょっとした工夫で、美味しく摂取することができます。

たとえば和食なら、タレを入れた納豆にティースプーンで3～4杯のエキストラ・バージン・オリーブオイルを入れてみるといいでしょう。いつもよりクリーミィな納豆の味わいが楽しめるはずです。

洋食なら、ちぎったフランスパンにエキストラ・バージン・オリーブオイルをつけて食べるのもおすすめです。

あるいは、家でラーメンを作ったら、大さじ1杯のオリーブオイルを入れるのもおすすめです。これをすすめた人から、味がマイルドになって美味しいという感想をよく聞きますし、なによりオリーブオイルには小腸を刺激する作用があるので、急に便秘になった場合にもおすすめです。

長鎖脂肪酸の一つであるＥＰＡやＤＨＡ（オメガ3系多価不飽和脂肪酸）も腸によい油です。これらは、大腸がんが発生したときに、がん細胞の増殖を抑えてくれると考えられています。ＥＰＡやＤＨＡは青魚に多く含まれていますが、焼いてしまうとそれらの成分が失われてしまうので注意が必要です。

わたしがおすすめしたい調理法は、魚にエキストラ・バージン・オリーブオイルをかけて焼くオーブン焼きです。こうすることでＥＰＡやＤＨＡをそれほど壊してしまうことなく、美味しく調理することができます。しかも、オレイン酸まで摂れるとあって一石二鳥です。ぜひ試してみてください。

エキストラ・バージン・オリーブオイルは〝健康長寿の秘薬〟

1章で述べたように、エーゲ海に浮かぶクレタ島は、心臓病とがんによる死亡率が世界でももっとも少ない地域の一つです。その秘密は、どうやらオリーブオイルにあることも明らかにされています。

動脈硬化を予防し、血液が固まろうとするのを抑制し、善玉コレステロールの比率を高め、コレステロールが血管の壁に溜まるのを防いでくれる〝健康長寿の秘薬〟ともいえるエキストラ・バージン・オリーブオイル。

ここで、その最新の研究データをご紹介しましょう。2011年にスペインで発表された研究結果です。

地中海型食生活における脂質の代謝改善作用について、55〜80歳の551名を対象に、次の三つのグループに分けて、3カ月間の経過観察がおこなわれました。

1群：低脂肪食を摂るグループ。

2群：地中海型食生活にエキストラ・バージン・オリーブオイルをさらに摂るグループ。
3群：地中海型食生活にナッツなどの種実油（一日平均30g）を摂取するグループ。

その結果、1と3のグループで、いずれも脂質代謝に関して有意な改善が認められました。

また、2群では心血管疾患のリスクを示す項目にも改善が認められています。オリーブオイルに豊富に含まれているオレイン酸に、悪玉コレステロールの比率を下げ、動脈硬化を予防するはたらきがあることを証明する結果でした。

さらにフランスでは、オリーブオイルの摂取量や、オリーブオイルの摂取量の指標といえる血中オレイン酸値によって、脳卒中リスクとの関連についての調査報告がされています。調査方法は、一つのグループは、脳卒中歴のない7625名を選んで、オリーブオイル摂取量を測定。もう一つのグループは、同じく脳卒中歴のない1245名の、血中オレイン酸値を測定。平均5・25年にわたって、脳卒中の発症率を経過観察したのです。

結果は、オリーブオイルを利用しないグループに比較して、オリーブオイルをよく利用するグループでは、脳卒中のリスクが41％も低かったことが明らかになりました。

さらに、オレイン酸値を測定したグループでは、全体をオレイン酸値で三つの群に分類してみたところ、その値がもっとも低いグループに比較して、もっとも高いグループでは73％の発症リスクの低下が認められています。

つまり、オリーブオイルの摂取量が多いと、脳卒中のリスクを低下させることができるというのです。

このオリーブオイルのなかでも、精製していないエキストラ・バージン・オリーブオイルには、活性酸素を抑えるポリフェノールなど、心臓や血管に有効にはたらく成分を多く含むことが認められています。

さらに、現在研究中ではありますが、エキストラ・バージン・オリーブオイルの成分そのものが、がんを予防している可能性があるようです。それは、このオリーブオイルに豊富に含まれている抗酸化物質が重要なはたらきをしていると考えられています。

抗酸化物質は、体内でがんの原因ともなる活性酸素を撃退するはたらきをします。現代社会は、精神的ストレスや大気汚染などによって体内の活性酸素が過剰に増えやすい環境にあります。

よく知られているように、がん細胞はわたしたちの体内で毎日のように発生しますが、体に備わる免疫がその増殖を抑制しています。この免疫力を維持するためにも、抗酸化物質が欠かせないとされています。

エキストラ・バージン・オリーブオイルには、ポリフェノールやビタミンE、葉緑素、オレイン酸などが豊富に含まれています。一つの食材にこれだけの抗酸化物質が含まれているものは他にはありません。

このポリフェノールに代表される抗酸化物質が、がんの発生の抑制につながっているのではないかと考えられているのです。

エキストラ・バージン・オリーブオイルといえども摂りすぎはもちろんいけませんが、一日大さじ1杯程度飲むだけでも効果は絶大。それがアンチエイジングの秘薬ともいえる、エキストラ・バージン・オリーブオイルなのです。

中鎖脂肪酸にはダイエット効果もあり?

中鎖脂肪酸は、小腸に負担の少ない油として、腸の病気の食事療法にも用いられています。たとえば、小腸や大腸などに慢性的な炎症を起こしてしまうクローン病の治療は、油は中鎖脂肪酸を使用するなど、消化管に負担のかからない食事を摂ることが治療法の一つとされています。

前述したように長鎖脂肪酸のリノール酸は、体を構成する細胞には欠かせない成分なのですが、多量に摂取してしまうと、腸の炎症を引き起こしかねない成分です。一方、中鎖脂肪酸は炎症を起こしにくい油とされ、魚の油（ＥＰＡやＤＨＡ）や、オレイン酸が多く含まれているオリーブオイルなどとともに、食事療法の油として最適なのです。

近年の研究によれば、中鎖脂肪酸は腸にやさしいだけでなく、体脂肪を減らしてくれる作用があることもわかってきました。つまりダイエット効果を期待できる油というわけです。

通常、脂肪を摂取すれば体脂肪が増えるのは当然です。しかし、なぜ中鎖脂肪酸は例外なのでしょうか。

脂肪の多くは、胃で消化されないまま腸に到達し、そこで分解され腸壁から吸収されます。その後、リンパ管経由で血液中に流れ込み、体の各組織を回ることになります。

ところが、中鎖脂肪酸の場合はそれとは異なり、そのほとんどが胃で消化されるため、腸管からの吸収も速く、リンパ管を通らずに肝臓への血管を通して分解されます。

このように、中鎖脂肪酸は腸に負担をかけることなく、効率よく分解されるので、体内にたまりにくいというわけです。ですから、揚げ物や天ぷらなどは、普通のサラダ油ではなく中鎖脂肪酸入りの食用油を使うのがおすすめなのです。

大腸粘膜のエネルギーになる短鎖脂肪酸

食物繊維などが腸内細菌によって分解されて作られる、酢酸やプロピオン酸、酪酸などが短鎖脂肪酸といわれるものです。

この短鎖脂肪酸は、粘膜の運動を刺激したり、腸内上皮細胞の栄養源となるなど、大腸粘膜のエネルギー源として利用されています。

とくに、酪酸には消化管上皮細胞の増殖作用や、大腸粘膜の血流量を増加させる作用が強いことが知られています。

排便をスムーズにするために食物繊維は欠かせないとされていますが、それだけではなく、大腸粘膜のエネルギー源を確保して、腸のアンチエイジングをはかるという意味においても、食物繊維の摂取はとても重要なのです。

腸にはこの脂肪は避けたほうがよい

近年では、マーガリンの摂取は控えたほうがよいとされています。その原因はトランス脂肪酸という物質にあります。

このトランス脂肪酸は、天然の植物油などと異なり自然界にはほとんど存在しない脂質です。この脂肪酸は、マーガリンやショートニング（パンやケーキを作るときに使用される油脂）、一般に販売されている加工植物油などに多く含まれ、心臓病や動脈硬化、がん、高血圧、糖尿病などさまざまな病気のリスクを高めるといわれています。

また、善玉コレステロールを減らし、悪玉コレステロールを増やしてしまうともいわれています。このため、欧米では食品に含まれるトランス脂肪酸の含有量の表示が義務づけられており、使用が制限されるなど、注意が促されています。米国では、トランス脂肪酸の含まれる食品の使用を禁止している州もあるほどです。

市販のパンやケーキ、スナック菓子、揚げ物などを買うときは、必ず食品表示をチェックしてください。ショートニングや加工油脂などの表示があるものは、トランス脂肪酸が含まれている可能性があるので注意が必要です。

厚生労働省の難治性炎症性腸疾患研究班の調査によれば、潰瘍性大腸炎やクローン病のリスク要因として、ファストフードやスナック菓子があげられていることを考慮すれば、大腸の病気を予防するためには、トランス脂肪酸を含む食材は、なるべくなら避けておいたほうがよいと考えられます。

甘い物を食べるなら、善玉菌を増やすオリゴ糖を

甘味料などによくみられるオリゴ糖。オリゴとはギリシャ語で「少ない」という意味だそうです。というのも糖類は単糖類、ショ糖類、多糖類に分類され、それ以上小さくならない単糖類が10個〜20個結びついたのが、オリゴ糖なのです。

オリゴ糖には、人間の持つ消化酵素によって消化されたり分解されることなく、大腸まで到達するという特性があります。

大腸では腸内細菌、なかでも善玉菌であるビフィズス菌の栄養となって、増殖させる作用があります。オリゴ糖が十分に足りていれば、ビフィズス菌などの善玉菌が増殖し、腸

内の環境を整えてくれるのです。

腸内環境が整えられれば、便秘やおなかの張りや下痢、腸のさまざまな病気の予防にもつながります。

では一日にどれくらい、どのようなかたちで摂取するのがよいのでしょうか。

目安は一日3～5g程度です。オリゴ糖は、野菜や果物に含まれています。バナナやリンゴ、タマネギ、ニンニク、トウモロコシ、大豆、寒天、味噌、醤油からも摂取できます。

これらの食材から摂取することもできますが、含まれる量はわずかで、たとえば、タマネギ100gには2・8g、バナナ100gには0・3gほどしか含まれていません。たくさんの食材から少しずつ摂るように意識するか、ふだん使っている砂糖を市販のオリゴ糖に変えることでも、摂取量を増やすことができます。

オリゴ糖の四つの種類

甘味料などとして市販されているオリゴ糖には、フラクトオリゴ糖、イソマルトオリゴ糖、ダイズオリゴ糖、ガラクトオリゴ糖などがあります。

フラクトオリゴ糖は、消化酵素で分解されにくく、ビフィズス菌の増殖を助けるはたらきがあります。

イソマルトオリゴ糖は、ハチミツや味噌、醤油などに含まれるオリゴ糖で、これもビフィズス菌の増殖を促します。また熱や酸にも強いため、料理に利用しても損なわれる心配もなく、うま味やコクのもとになってくれます。

ダイズオリゴ糖は、大豆に含まれるオリゴ糖です。エネルギーはショ糖の半分と低カロリーで、熱や酸に強いのが特徴です。

ガラクトオリゴ糖は、乳糖を原料として作られます。母乳に含まれていることでも知られており、ビフィズス菌の増殖を促し、タンパク質の消化吸収を助けるはたらきもあります。

いずれのオリゴ糖も、砂糖などに比べると、腸にいいだけでなく、体全体の健康にとってもさまざまなメリットがあります。

まず、カロリーがとても低いこと。砂糖の半分ほどのカロリーで、しかも甘みは砂糖よりも強いのが特徴です。

また、血糖値の上昇を防ぐ効果も認められています。オリゴ糖は胃や腸で消化分解されにくいため、食後に血糖値が上がりにくく、生活習慣病の予防にもなるのです。

〝臭い〟が気になる人にはオリゴ糖&バルサミコ酢

何日も排便がないと、おなかのなかから排出されるガスが、ひじょうにきつい悪臭を放つことがあります。このオナラの臭いを気にされて来院される方は少なくありません。

悪臭の対処方法はいくつかあります。

まずは、排便状況の改善です。スムーズな排便が重要ですが、たとえば排便が毎日のようにあっても、おなかのガスの悪臭が改善されないケースもあります。

このような場合には、通常の便秘の治療をおこないながら、バルサミコ酢（小さじ2杯）とオリゴ糖（大さじ2杯）をまぜ、水１８０㎖を加えて飲んでみるように話すことがあります。真夏であれば氷を入れてもいいでしょう。

便秘が軽度の人であれば、これで解消することが少なくありません。しかも、バルサミコ酢はポリフェノールが含まれている酢でもあるため、体内の酸化防止や、疲労回復にも効果があるというオマケつきです。

前述したように、オリゴ糖は砂糖に比べてカロリーが約半分なので、カロリーをそれほど気にせずに摂取できるのもメリットの一つ。バルサミコ酢とオリゴ糖の組み合わせはとても美味しいので、ぜひ試してほしい方法です。

なお、ある程度高価ではありますが、バルサミコ酢はワインビネガーをまぜたものではなく、まじりけなしの本物を使用したほうがいいでしょう。ワインビネガーにはワインとは違ってポリフェノールが含まれていないからです。

腸まで届きにくい乳酸菌、届きやすい乳酸菌

腸の健康のためにヨーグルトを日常的に食べている人もいるでしょう。たしかに、ヨーグルトなどに含まれる乳酸菌には整腸作用があり、腸内の善玉菌を増やすはたらきがよく知られています。

しかし、1章でも述べたように、一口に乳酸菌といっても、ヨーグルトやチーズなどに含まれる動物性乳酸菌と、漬物や醤油などに含まれる植物性乳酸菌では、その性格が大きく異なります。

動物性乳酸菌は、種類にもよりますが、口から摂取しても、そのほとんどは胃液や腸液によって死滅してしまうため、腸の奥まで届きにくいという欠点があります。一方、植物性乳酸菌は、温度変化に強く胃腸内の過酷な環境でも死滅しにくいため、生きたまま大腸まで到達してくれる貴重な菌なのです。

植物性乳酸菌の活躍により、排便もスムーズに、スッキリ晴れやかな気分で日常生活を送ることができます。こうなると、腸管免疫のはたらきも活発になり、さまざまな病気を未然に防いでくれるのです。

乳酸菌などの善玉菌は、腸の大事なはたらきである排泄を助けるほか、ビタミンやタンパク質の合成、免疫機能の強化、さらにがんなどの病気の原因となる悪玉菌を抑制する効果もあるのです。

植物性乳酸菌を多く含む商品は、わたしたちの身近にあります。たとえば、野沢菜やすぐきのような漬物、味噌、醬油など日本の伝統的な食べ物です。韓国のキムチやドイツのザワークラウトなど他国の伝統食にも、植物性乳酸菌は豊富に含まれています。先人達の知恵と経験によって育まれた健康食といえるかもしれません。

乳酸菌が心身のストレスを緩和する

植物性乳酸菌は、腸に到達し乳酸を放出し、腸内を弱酸性の環境に保ちます。すると弱アルカリ性を好む悪玉菌は棲みにくくなるため、おのずと善玉菌の割合が増えるというわけです。

この「整腸作用」によって腸内環境が改善されると、便秘解消や免疫力アップにもつながり、腸老化の予防にもなるのです。

植物性乳酸菌はさらに、精神的なストレスを緩和し、気分をすっきりさせてくれるはたらきも期待できるというのですから、利用しない手はありません。

最近ではＭＲＩ（核磁気共鳴画像法）などの進歩により、心の動きや、気分の変化によって、脳内の血流に変化がみられることがわかってきました。つまり、心の動きを脳で確認できるようになったということです。

では、腸内環境がよくなると気分もすぐれるとはどういう仕組みなのでしょうか。

その関係を具体的に示すために、不安感情などをチェックする心理テスト「ＰＯＭＵＳ

（ポムス）」を用いて検討をしました。対象は44名（20〜65歳）の女性の患者さんで、いずれも腸内環境が悪化していて下剤服用中、不安や抑うつなどに悩む方たちです。

彼女らに、植物性乳酸菌の一つであるラブレ菌含有カプセルを4週間摂取していただき、カプセルの摂取前後のPOMUSの結果と、便培養による便内にある菌の状況、および自覚症状、常用している下剤服用量の変化について検討してみました。

これらのテストは、患者さんの同意を得てヘルシンキ宣言（人体実験に関する倫理規範を定めた国際的な宣言）にのっとっておこなったものです。

その結果、ラブレ菌含有カプセルの摂取前と摂取後を比較すると、自覚症状では明らかな改善がみられ、下剤総利用回数と使用量に減少がみられました。

糞便内細菌叢《そう》は、摂取前と比較して、腸内善玉菌の乳酸桿菌《にゅうさんかんきん》の有意な増加、悪玉菌のバクテロイデス菌叢およびバクテロイデス菌占有率の有意な減少が確認されました。また、POMUSによる心理テストの結果においても、不安や抑うつ状態の有意な改善がみられたのです。

この結果からも、腸ストレスを取り除くことで、心身のストレスをやわらげることが可能であることが証明されたといえます。

腸のメンテナンスに欠かせない亜鉛食品

亜鉛は粘膜を補修するミネラルとして知られています。腸内においても亜鉛は重要な役割を担っており、腸管粘膜の炎症など傷ついた際に、その傷痕を補修してくれるのです。その意味でも、亜鉛を多く含む食品である牡蠣《かき》や、牛肉、豚肉、ゴマ、ナッツ類といった食品を意識して摂りたいものです。

しかも亜鉛パワーはそれだけにはとどまりません。最近の研究では、免疫力を維持し、高めるはたらきがあることも明らかにされているのです。

亜鉛は、免疫系に対しても、実は重要なはたらきを担っています。体内の活性酸素を除去するＳＯＤ（スーパーオキシドディスムターゼ）と呼ばれる活性酸素除去酵素の構成成分であるため、亜鉛の摂取量が必要量を下回ると、その活性は低下してしまうことになります。その結果、免疫のはたらきが低下し、活性酸素が増加してしまう可能性があります。

逆にいえば、十分な亜鉛摂取ができていれば、余分な活性酸素は分解され、免疫機能は通常の状態を保つことができるというわけです。

現在の日本人の亜鉛摂取量は、十分とはいえません。亜鉛を必要量摂ることは、免疫機能を維持すること、そしてアンチエイジングにも結びつくのです。

★亜鉛を多く含む食品……牡蠣、ホヤ、豚レバー、牛肉、卵黄、松の実、ゴマなど。

食物繊維の摂取で死亡リスクが低下？

食物繊維が、便のかさを増したり、便を軟らかくしてくれるなど、便秘にいいことは、よく知られています。

しかし、食物繊維にはまだまだ知られざるパワーが秘められているのです。

２０１１年６月27日の『アーカイブス・オブ・インターナル・メディシン』というアメリカの医学誌で、米国国立がん研究所のグループが、食物繊維に関する研究報告を発表しました。

それによると、穀物からの食物繊維の摂取により、死亡リスクが有意に低下するというのです。

米国国立がん研究所のグループは、男性21万９１２３人、女性16万８９９９名の高齢者グループを対象に、平均9年間の追跡調査をおこない、食物繊維の摂取と全死亡および疾患別死亡との関連を調べました。

年間で男性2万1126名、女性1万1330名の死亡が確認され、食物繊維摂取量は男性平均13～29g／日、女性は11～26g／日でした。

彼らは、全体を摂取量ごとに五つのグループに分けて比較しています。それによると、食物繊維を多く摂ったほうが、死亡率が低下するという明らかな結果になったのです。具体的には摂取量のもっとも多いグループ（中央値は男性29・4g／日、女性25・8g／日）では、もっとも少ないグループ（中央値は男性12・6g／日、女性10・8g／日）と比較して、男女とも22％程度死亡率が低下することが認められています。

病名としては、心血管疾患、感染症、呼吸器疾患による死亡リスクを男性で24～56％、女性で34～59％程度低下させるという結果です。食物繊維の摂取とがんによる死亡との関連性は、男性でのみ認められる結果でした。

その他にも、現在までに、食物繊維の研究は、大腸がんのリスク低減を示すデータが報告されています。

また、コレステロールを体外に排出したり、食後の血糖値の上昇を抑え、糖尿病の予防・

改善効果などさまざまな有益なはたらきも報告されています。そのことからも、食物繊維が腸の健康、そしてアンチエイジングに直結するものであることは、疑う余地はないでしょう。

成人では一日20g以上摂ることが推奨されていますが、これはなかなか達成が困難な数値です。厚生労働省の調査（厚生労働省　平成21年度国民健康・栄養調査）では、日本人の食物繊維の平均摂取量は、14・3g／日で、目標値を下回っており、理想よりもやや足りていないといえます。

このように、一日の食物繊維摂取量が低いと、老廃物の排出にも影響してきます。老廃物が排出されることで、新陳代謝も促進されるわけです。しかし、これらがとどこおってしまうと、結果として腸ストレスを増加させることにもつながるのです。

食物繊維には二種類ある

「動脈硬化」とは、血管が老化して硬くなった状態のこと。血管の壁にコレステロールや中性脂肪などが溜まって厚い壁を作り、血管が狭くなり、弾力がなくなって、血液が流れにくくなった状態のことをいいます。

動脈硬化は、加齢とともに誰にでも起こりうる避けがたい症状ですが、食生活や生活環境の改善によっては、血管の若さをある程度維持することは可能です。

便秘解消に役立つことで知られる食物繊維は、実は血管の老化防止にも有効な成分なのです。

食物繊維には、水に溶けない「不溶性食物繊維」と水に溶ける「水溶性食物繊維」があります。

前者は、腸のなかで水分を吸って何倍にもふくらみ腸壁を刺激するので、便秘や肥満解消、腸の病気予防に効果的です。

一方、後者の水溶性食物繊維は、水に溶けると粘性を発揮する性質があり、腸内の微生物によって分解されます。胃のなかにとどまる時間も長く、糖分やコレステロールの吸収を遅らせます。さらに、食後の血糖値の急激な上昇を抑えるはたらきもあり、糖尿病や動脈硬化、高血圧の予防にも有効だとされています。

動脈硬化などの予防には、柑橘類などの果物、コンニャク、ワカメなどの海藻に多く含まれるアルギン酸やペクチン、グルコマンナンなどの水溶性食物繊維を摂るとよく、便秘などにはゴボウや玄米、豆類に多く含まれるセルロースやリグニンなどの不溶性食物繊維を摂るとよいのです。

このように食物繊維が含まれる食材は野菜だけではありません。穀物や豆類、キノコ、海藻、果物などにも豊富に含まれています。野菜だけをたくさん食べるのに抵抗がある人でも、こうしたさまざまな食材を組み合わせれば、無理なく食物繊維を摂取することができるはずです。

たとえば、穀物ではライ麦パンやヒエ、アワなどに多くの食物繊維が含まれていますので、毎朝のトーストをライ麦パンにしてみたり、ごはんにヒエやアワを小量混ぜて炊くだけでも食物繊維は十分摂れるのです。

★不溶性食物繊維を多く含む食品……ライ麦パン、玄米、豆類、サツマイモ、キクラゲ、シイタケ、エリンギ、ゴボウ、ホウレンソウなど。

★水溶性食物繊維を多く含む食品……大麦、ライ麦パン、豆類、エシャロット、コンニャク、カボチャなど。

ただ摂るだけでは効果半減！ 食物繊維2対1の法則

このように食物繊維は、便を軟らかくし、便のかさを増して便秘を解消してくれるはたらきだけではなく、食物のなかの有害物質を吸着させ、便として排出してくれるデトックス効果や、糖尿病や動脈硬化予防にも役立つ、とても重要な成分なのです。

厚生労働省は一日に成人男性で26〜27g、女性で20〜21g、目安として25gの食物繊維を摂るよう提唱しています。日本人の実際の摂取量は一日約14・3gと、大きく足りていません。食物繊維不足が便秘に悩む人を増やしているのです。

しかしなかには、食物繊維をたくさん摂っているはずなのに、便秘がちだという人もいます。食物繊維はただたくさん摂ればいいというわけではなく、その摂り方のバランスも重要なのです。

食物繊維にはレタスやゴボウなどの野菜や、豆類に多く含まれるセルロースのような水に溶けにくい不溶性食物繊維と、ワカメやコンニャクなどに比較的多く含まれる水溶性食物繊維があることは前項で述べました。

水に溶けやすい水溶性食物繊維は、腸管内の水を吸収して軟らかくなります。それに比べて不溶性食物繊維は、便のかさを増す効果はありますが、摂りすぎると水分不足で便が硬くなってしまう恐れがあります。十分な量の食物繊維を摂っているはずなのに便秘に悩んでいる人は、このバランスがよくないことが考えられます。

その理想のバランスは、不溶性食物繊維2に対して水溶性食物繊維1だとされています。この2対1という比率を覚えておきましょう。とはいえ、食材によって含まれている食物繊維の量はまちまちですから、厳密に2対1を計算しながら食べるのは至難の業。

ですので、不溶性食物繊維、水溶性食物繊維がどの食品に多く含まれているかを知り、不溶性食物繊維が多いレタスやゴボウを食べたとしたら、水溶性食物繊維が多いワカメやコンニャクも一日のどこかで食べるようにする。そのくらいの意識でいいと思います。

食物繊維は食べる順番も重要

食物繊維は、食べる順番も大切です。

食事の仕方は人それぞれでしょう。好きなものから食べていく、あるいはバランスを考えておかずとごはんを交互に食べるなど、さまざまな習慣があるはずです。食事くらい好きなように食べたい、という人もいるでしょう。しかし、せっかくの栄養素を無駄にしないためにも、食べる順番を重視したいものです。

おすすめしたい食べる順番は、最初に食物繊維を含んだものから食べることです。食物繊維は肉に含まれる動物性脂肪を吸着して体外に排出してくれるので、先に食物繊維を食べておくことで、後からやってきた脂肪を包み込み、体内に吸収されるのを防いでくれるのです。とくに、肉を食べるときなどは、食物繊維を前もって食べておくことをおすすめします。

脂肪の摂りすぎはよくありませんが、必要以上に脂肪を摂らないのも問題。大事なのは体にいい油を適切な量摂ること、そしてできれば食物繊維とともに摂るのがよいのです。

ちなみに、食物繊維も油も消化のスピードがゆるやかなので、腹持ちがよくなるというメリットがあります。

そして、ごはんなどの炭水化物は最後にいただきます。炭水化物はできるだけゆっくり体のなかに入れるのが理想です。というのも、最初からごはんや麺類などの炭水化物を食べると、血糖値が急激に上がることになります。すると、血糖値を抑えるためにインスリンが大量に分泌され、血糖値が乱高下することになり、血管に負担がかかるばかりか、腹持ちも悪くなり、肥満につながっていきます。このような食べ方は体によくありません。

ですので、まずサラダやおひたしのような、食物繊維をたっぷり含んだ料理を食べること。次に、魚や肉のメイン料理を、そしてごはん、果物といった順番です。

ディナーコースや懐石料理をゆっくり味わって食べるときのように、ごはんを最後にして食事を楽しむのがアンチエイジングにもよいのです。

トリプトファンで精神安定&腸内環境改善

腸のはたらきをつかさどる自律神経をコントロールしてくれるのがセロトニンと呼ばれる神経伝達物質（脳内ホルモン）です。セロトニンは精神活動にも関わっており、興奮や不快感などの気持ちの高ぶりを鎮め、精神の安定を作り出してくれる、いわば癒しのホルモン。

このセロトニンが不足すると、腸内環境の悪化だけではなく、心の不調の原因にもつながりかねないというわけです。

(表4) トリプトファン、ビタミンB6を多く含む食品

食材	トリプトファン(mg)	ビタミンB6(mg)
カツオ(80g)	246	0.61
マグロ赤身(80g)	256	0.51
ハマチ(80g)	200	0.34
牛肉の赤身(80g)	208	0.43
豚肉の脂身なし(80g)	200	0.38
牛レバー(50g)	145	0.89
豚レバー(50g)	145	0.29
鶏レバー(50g)	135	0.33
チーズ(2個50g)	145	
ヨーグルト(200cc)	86	
牛乳(200cc)	76	
卵(1個)	86	
木綿豆腐(150g)	150	
ニンニク(1片)		0.15
トウガラシ(1本)		0.04
ショウガ		0.13
バナナ(1本)		0.38

では、セロトニンは体内でどのようにして作られるのでしょうか。

セロトニンは、トリプトファンという必須アミノ酸をもとにして作られます。必須アミノ酸は、タンパク質が分解されてできるアミノ酸の一種です。このトリプトファンは体内では合成することができないので、必ず食物から摂らなければならないのです。

トリプトファンは、肉や魚などの動物性の食品や大豆、ナッツ類に比較的多く含まれており、穀物にはあまり含まれていません。とくにカツオ、マグロの赤身、ハマ

チ、牛肉や豚肉の赤身などに多く含まれています。
他にも、カッテージチーズやミルク、卵黄、納豆、落花生、アーモンド、バナナ、凍り豆腐、きな粉などにも豊富に含まれています。

ただしトリプトファンだけあれば、セロトニンができるわけではなく、その合成には、ビタミンB_6、ナイアシン（マグロ、カツオ、イワシなど魚に多く含まれる）、マグネシウム（次項で詳述）などの栄養素が欠かせないのです。

セロトニンの素材となる、トリプトファンとビタミンB_6が含まれる代表的な食材を、前ページ表4にまとめています。これらの食材をうまく組み合わせた食事を心がけるといいのです。

腸の健康に欠かせないマグネシウムが含まれる食品

腸にとってもっともよいミネラルをあげるなら、それはマグネシウムです。マグネシウムは、カルシウム、カリウム、ナトリウムに次いで生体内に多く存在するミネラルで、生命の維持に欠かせない成分です。

せっかくカルシウムを摂取しても、マグネシウムが不足していると骨や筋肉は作られません。このように他の物質と結びついて、300以上もの重要な役割を担っているとされています。

マグネシウムは便秘にも有効です。薬剤としては、すでに明治2年に輸入の記録のある酸化マグネシウムは、現在でも活躍する便秘薬です。

酸化マグネシウムは当初、胃薬（制酸剤）として服用されていたようですが、1回に1000㎎以上服用すると下痢になってしまうことがわかってきました。

口から食べ物によって摂取されたマグネシウムの25～60%は、おもに小腸で吸収されます。そのとき吸収されなかったマグネシウムは、次に大腸でたっぷり水分を吸って便を軟らかくしてくれるはたらきがあります。酸化マグネシウムはそうした大腸での特性を活かした薬です。

酸化マグネシウムは腎障害などがあると、腎臓でのマグネシウムの排泄がとどこおり、血中のマグネシウム濃度が上がってしまうことがあります。念のためわたしのクリニックでは、マグネシウム製剤を服用している人は、年に2回程度採血時に血中マグネシウム濃度や血中クレアチニン値（腎機能を示す数値）などを調べています。酸化マグネシウムは、腎臓に異常さえなければ、副作用が少ないので安全に使えるものなのです。

マグネシウムは、にがりや岩塩、硬水のミネラルウォーターに含まれています。また、昆布やホウレンソウ、ヒジキ、玄米、納豆、牡蠣、カツオ、ゴマ、干し柿、サツマイモ、落花生などにも多く含まれています。

しかし、便秘が常習化している場合は、これら食材だけで必要なマグネシウムを摂ることは難しいといわざるを得ません。その場合は、薬剤の酸化マグネシウムを摂取したほうが効果的です。

人間のエネルギーのもととなるアデノシン三リン酸（ＡＴＰ）を作り出すための補酵素でもあります。ですから、マグネシウムが不足すると、エネルギー不足になりかねません。マグネシウムは人間の基礎活動に不可欠な、いわばアンチエイジングのためのミネラルといっても過言ではありません。

マグネシウムは腸ストレスも取り除く

マグネシウムの必要摂取量は一日あたり男性で３４０㎎、女性は２７０㎎とされていますが、現代日本では男女ともにこれを下回っています。マグネシウム不足が、慢性的な便秘や腸ストレスに悩む人が増えている原因の一つにもなっているとも考えられます。

マグネシウムが腸に欠かせない理由は、先ほど述べたもののほかにも、さまざまな刺激から腸の粘膜を守ったり、神経のはたらきを円滑にして腸ストレスを取り除く効果があるからです。

体全体では、代謝過程と深く関係しており、「体温や血圧の調節」「筋肉の緊張を緩和」「細胞エネルギーの蓄積や消費の補助」などのはたらきもします。

一方で消費されやすく、甘い物の食べすぎや発汗、ストレスなどによっても消費されてしまいます。マグネシウムが体内に足りなくなると、便秘だけではなく、スポーツのときのケガや肉離れなどを起こしやすくなるなど、さまざまな悪影響を及ぼします。

マグネシウムは陰日向《かげひなた》に腸のはたらきをサポートしてくれる、とても大切な栄養素なのです。

ストレス腸のときの食事、リラックス腸のときの食事

日本人の二人に一人が腸ストレスを感じています。とくに40代以降の人により多くみられる傾向です。最近では20代の男性までが腸になんらかの悩みを抱えるケースが急増しています。その理由として「食生活の乱れ」「運動不足」「体内リズムの乱れ」などが考えられます。

食の欧米化によって日本人の食生活は大きく変わりましたが、なかでもお米を食べる量が目立って減っています。さらに和食につきものの野菜の漬物や煮物を食べなくなったため、食物繊維の摂取量が大幅に減り、若くして便秘に悩む人が増えてしまったのです。

逆に大きく増えたのが肉類や乳製品の摂取量で、１９６０年代と比べるとなんと6倍にもなっています。肉類や乳製品の摂りすぎや、洋菓子などに使われる植物油のリノール酸も腸の負担を大きくしています。

こうしてストレス腸になった場合には、運動不足の解消や夜更かしをしないなど生活習慣の改善も大切ですが、たとえばオレイン酸やオリゴ糖、植物性乳酸菌、水溶性食物繊維

などが含まれる食品を積極的に摂るように心がけることも重要です。

逆にストレス腸のときに避けるべき食品は、玄米などに多く含まれる不溶性食物繊維や肉類です。さらに、ローカーボダイエットのような炭水化物を抜いてしまうダイエットや、一日2回の食事など、食事の量そのものを減らしてしまうことも注意しなければなりません。

こうしたストレス腸に対して、すっきりした快便をもたらしてくれる腸が「リラックス腸」です。リラックスした状態の健康な腸は免疫力もアップさせてくれますから、心身ともに充実した時間を過ごせるはずです。

腸がリラックスしているときは、玄米を食べてもOKです。さらに水溶性食物繊維やペパーミント、オレイン酸、マグネシウム、植物性乳酸菌など、バランスのとれた食事や適度な運動を心がけてください。ただし腸が正常にはたらいている場合でも、過度のアルコール摂取や水分摂取、ファストフードに使用されるような酸化した油などは控えるようにして、リラックス腸を維持することを目指しましょう。

自然食が腸に負担になることも?

近年の自然食ブームのなかでも、とくに「マクロビオティック」は女性からの支持が厚い食事法といえるでしょう。

マクロビオティックの基本的な食事法は次のとおりです。

・主食は「玄米」をはじめ「全粒粉《ぜんりゅうこ》の小麦製品」「雑穀」など、精製されていない穀物を摂る。
・農産物は有機栽培や自然農法で育てられたものを食べる。
・肉や乳製品、卵といった「動物性食品」を摂取しない。
・魚は養殖でない白身魚や川魚であれば、週に数回程度なら食べてもかまわない。
・近隣で収穫された旬の食品を食べる。
・なるべく根や皮がついたままの食品をまるごと調理する。
・精製された砂糖は使用しない。黒砂糖やメープルシロップを使用し、なおかつ一日の糖質の摂取量も制限する。

・塩分は許容量の範囲内で摂取。塩は「にがり」を含む天然塩を使用する。

マクロビオティックには、まだまだ細かいルールはありますが、要するに、穀類や野菜を中心にした低脂肪の食事がその大きな特徴といえるでしょう。さらに、大腸がんをはじめとするさまざまな病気の予防が期待できるともされています。

しかし、消化器内科の専門医からみると、この食事法は必ずしも腸によいことばかりとはいえません。むしろ、場合によっては、体調を悪化させかねない危険性をはらんでいるのも事実です。

慢性的な便秘に悩む女性の患者さんの例をあげます。話を聞けば、便秘がちでダイエットに関心の高かった彼女は、三度の食事をすべて玄米食にするマクロビオティックを実践していました。ところが、この玄米に盲点がありました。

玄米は消化に時間がかかり、悪くすれば未消化になることもあります。健康な人にとっては、食物繊維同様スムーズな排便の助けとなりますが、この患者さんのような慢性便秘症の人や、胃腸が弱っている人、ストレスなどで腸のはたらきがにぶくなっている人が玄米を食べすぎると、腸の状態をさらに悪化させてしまいかねません。

こうした例は少なくありません。当クリニックに来院される患者さんに食生活の質問をしていると「健康のために玄米を食べています」という方が実に多いのに驚かされます。

玄米は誰にでも健康によい食材ではなく、自分の体調や体質を見極めて取り入れるべきものなのです。

玄米を食べるとおなかが張ってしまうという自覚のある人、また腸の運動が低下傾向にある人は、ある程度の腸の状態が改善されてから、少しずつ玄米を食べるようにしたほうが無難です。

3章

日本人に増加！ 大腸がんを遠ざける食事と食べ方

日本人女性に多い大腸がん

日本人がかかるがんのなかでは、かつては胃がんが男女ともに圧倒的多数を占めていました。

ところが平成に入ったころからその数に異変が起こり始めました。男女ともに、大腸がんによる死亡率が急カーブを描いて上昇し、この50年間で、大腸がんによる死亡率は、男性で約7倍、女性では約6倍にまで増えてしまいました。2004年には、大腸がんは女性のがん死のなかで、1位となってしまいました。

そのほかにも難治性炎症性腸疾患（潰瘍性《かいようせい》大腸炎、クローン病）なども急増しています。大腸がんのはっきりとした原因は特定されておりませんが、便秘を引き起こす腸内環境の悪化とは無関係ではないはずです。

たとえば、大腸がんの発生部位のなかでもっとも多いのが直腸がんで約40％にものぼります。それに続くのが、直腸の手前にあるS状結腸で約30％です。直腸は、腸でおこなわれる消化、吸収の最終地点として、食べた物に含まれる添加物などのがん化を促進する物質が、もっとも濃縮された状態でおりてくる場所です。

よって、便秘などで老廃物が直腸に長くとどまってしまうことが、がんを発生させる要因になるのではないかと、考えられてきました。S状結腸においてがんが多発するのも、同じ理由からと推測されます。

いずれにせよ、これまで少なかった大腸がんの発生数がこれだけ増えてしまったのは、日本人の腸内環境の悪化にともなって増加してきたと考えて間違いないでしょう。

わたしたちの腸内環境の悪化をもたらしたのは、食生活の変化によるものであることは明らかです。日本人の食生活は、かつての伝統的な食生活から、肉や油を多く摂る食事へと大きく変わりました。これによって寿命が延びて体格もよくなりましたが、「がんの欧米化」ももたらしてしまったのです。

もともと欧米人に多くみられる大腸がんは、和食中心の食生活だったころの日本では、ほとんどみられなかったものです。つまり、わたしたちの食生活を見直すことで、大腸の病気を予防することも可能だといえるのです。

ファイトケミカルで老化もがんも予防する

これまでみてきましたように、老化予防のキーワードは、腸ストレス除去による抗酸化と免疫力アップです。この両方を兼ね備えている重要な栄養素が、いま注目のファイトケミカル（フィトケミカルともいう）です。植物由来の抗酸化成分の総称で、ビタミンやミネラル、食物繊維とはまた違った栄養素です。

ファイトケミカルは、植物が紫外線や害虫から身を守るために作り出したもの。おもに植物の色素や香りの成分などに含まれています。その種類はわかっているだけでも1000種類以上あるとされ、トマトに含まれるリコピンやホウレンソウのルティン、トウガラシのカプサイシン、ブロッコリーのスルフォラファンなどはその一つです。

これらのファイトケミカルは、体内に入ると抗酸化力や免疫力を高めるはたらきをします。活性酸素によるダメージから体を守り、がんなどの生活習慣病を予防してくれるというわけです。

とくにブロッコリーやコマツナ、キャベツなどには、ファイトケミカルが豊富に含まれ

(表5) ファイトケミカルを多く含む食品

食材	ファイトケミカルの種類
アブラナ科の野菜（ブロッコリー、カリフラワー、キャベツ、白菜、チンゲンサイ、コマツナ）	グルコシノレート類、フラボノイド類
ブロッコリー	スルフォラファン、ルティン
パセリ、セロリ	フラボノイド類
アブラナ科ダイコン属の野菜（ダイコン、ハツカダイコン、葉ダイコン）	グルコシノレート類、フラボノイド類
キク科アキノノゲシ属の野菜（レタス、サニーレタス）	プロトカテキュ酸
トマト	リコピン、βカロテン、フラボノイド類
ユリ科ねぎ属の野菜（タマネギ、ニラ、ニンニク、らっきょう、わけぎ、あさつき、ねぎ）	アルキルチオスルフィネート類、フラボノイド類、メチルアリルトリスルフィド
トウガラシ	カプサイシン
わさび、マスタード	アリルイソチオシアネート
ウコン（ターメリック）	クルクミン
ショウガ、みょうが	ショウガオール、ジンゲロール

ています。なかでもブロッコリーには、がん発症リスクを抑えるはたらきが期待されるスルフォラファンなど約200種類のファイトケミカルが含まれているとされています。

表5にて、ファイトケミカルが豊富に含まれた食材の名前と、その成分をあげてみました。野菜を選ぶ際の参考にしてみてください。

がんの成長を抑えるリコピン

トマトが赤いのは、赤い色素であるリコピンによるものです。このリコピンには、強力な抗酸化作用があることで知られています。

リコピンの体内の活性酸素を除去する力は、β《ベータ》カロテンの約2倍、ビタミンEのなんと100倍もあるとされています。紫外線の刺激によって発生する活性酸素をやっつけてくれるので、女性誌などでは紫外線対策としても注目を集めている成分です。

紫外線だけではありません。なにかと精神的ストレスの多い現代のとくに都市生活では、さまざまなストレスに加えて排気ガスや電磁波などが加わり、活性酸素が増えているといわれています。わたしたちはより酸化、つまり老化しやすい環境で暮らしているのです。

もちろん、わたしたちの体のなかには活性酸素を取り除く仕組みがありますが、そのはたらきだけでは足りません。トマトのように酸化を防いでくれる抗酸化作用のある食べ物を摂る必要があるのです。

しかも、リコピンには抗酸化作用以外にも、がん細胞の成長を抑制するはたらきがあることも明らかにされたのです。

さらにトマトには、ポリフェノールの一種であるケルセチンや、香り成分であるピラジンなどが含まれています。ケルセチンには動脈硬化を予防するはたらきがあり、ピラジンには血液をサラサラにする効果があります。

トマトを選ぶときのポイントは、できるだけ濃い赤色のものを選ぶようにしましょう。色が濃い部分にファイトケミカルが豊富に含まれているからです。

ちなみに、リコピンは熱に強く、油にも溶けやすいので、炒めたり煮込んでも損なわれることはありません。エキストラ・バージン・オリーブオイルをかけるなどすれば、美味しいうえに、さらなるアンチエイジング効果が期待できるでしょう。

がん発症リスクを下げるブロッコリーパワー

ブロッコリーには200種類以上ものファイトケミカルが含まれています。アンチエイジング効果も抜群です。野菜の王様といっていいでしょう。

ブロッコリーに含まれる硫黄化合物は、人間の体に入るとスルフォラファンというファイトケミカルに変化し、がん細胞を抑制するはたらきをします。

ほかにも、ブロッコリーには抗酸化ビタミンであるビタミンCや、体のなかでビタミンAに変化するカロテン、胃潰瘍を防ぐビタミンU、インスリンのはたらきをサポートするクロムなど、さまざまなファイトケミカルが豊富に含まれているのです。

さらに、食物繊維も豊富なので、動脈硬化や便秘予防にも効果的です。

ただし調理の際は、せっかくのビタミンCが壊れてしまうので、加熱しすぎないよう素早くゆでるなどの注意が必要です。

〝スプラウト〟パワーで大腸がん予防

「スプラウト」という言葉をご存じでしょうか。スプラウトとは、種が発芽して間もないものを食用とする野菜のこと。日本では発芽野菜や新芽野菜と呼ばれるものです。

植物の新芽が出るときは、植物の成長に必要な各種ビタミンやミネラル、ファイトケミカルなどさまざまな栄養素が作られます。つまりスプラウトは栄養の宝庫であり、強い抗酸化力を持っている食材であるといえるでしょう。

このスプラウトが、がんの予防に役立つと注目されたのは、1990年代になってからのこと。米国のジョンズ・ホプキンス医科大学のグループによる発芽ブロッコリーのがん予防効果に関する一連の研究がきっかけでした。

同研究グループは、ブロッコリーから体内の解毒酵素を活性化するはたらきのあるスルフォラファンという化学物質を抽出しました。これをラットに投与したところ、がん発症率の低下がみられた、というのです。その後の研究によって同じブロッコリーでも、発芽して3日目くらいの新芽ブロッコリーに、このスルフォラファンが10～100倍も多く含まれていることがわかりました。

ほかにも、ブロッコリーをはじめとするアブラナ科の野菜（キャベツ、カリフラワーなど）によるがん関連の研究がいくつか報告されています。その多くで、がん発症リスクが抑えられたという結果が出ているのですから、大腸がんの予防のためにも、スプラウトは無視できない食材といえるでしょう。

葉酸を多く摂っている人はがんになりにくい?!

野菜や果物が大腸がん予防によいと注目されているもう一つの理由は、それらに含まれる「葉酸《ようさん》」にあります。これはビタミンB群の水溶性ビタミンで、細胞が作られる過程で欠かせない栄養素です。つまり、がん細胞の生成にも深く関わっているのです。

葉酸を多く摂っている人（男性）のほうが、大腸がんのリスクが低下するという近年の研究結果から、大腸がん予防の作用が明らかになったのです。

葉酸にはＤＮＡの修復作用があり、これががんの予防に効果的にはたらくとされています。

がんの原因は細胞を作る遺伝子の損傷です。活性酸素などによって遺伝子が傷つき、健康な人でも毎日のようにがん細胞が作られています。

免疫系が正常に機能している健康体では、がん細胞の増殖を抑える抑制遺伝子がはたらいているので、がんの発症を食い止めることができるのですが、自己治癒力の力が弱まってしまった場合には、がん細胞の増殖を抑えることができず、がんが発症してしまう、というわけです。そこで細胞の修復が期待できる葉酸は、がん予防に有効だというわけなのです。

ちなみに、葉酸は次ページにあげた食品だけではなく、サプリメントによる摂取でも有効であるという報告もあります。

たとえば、ハーバード大学の疫学研究グループによる、８万８７５０人の女性を対象に、葉酸の摂取と大腸がんのリスクを調査した研究によれば、葉酸を含む総合ビタミン剤を15年以上服用していた女性では、大腸がんのリスクが75％も低下するという驚きの結果が報告されているのです。

さらに、1999年に発表されたハーバード大学のがん予防センターの「大腸がん予防のための提言」では、0・4㎎の葉酸を含むビタミン剤を毎日飲むことが推奨されています。

葉酸は胃や腸の粘膜強化も期待できますので、腸壁を強くして、腸内環境を整えるはたらきもあるのです。抗がん作用と腸力アップが期待できる葉酸は、がん予防の重要な栄養素といえるでしょう。食品やサプリメントを活用しながら葉酸を積極的に摂ることをおすすめします。

★葉酸を多く含む食品……アスパラガス、からし菜、カリフワラー、春菊、かぼちゃ、高菜、ブロッコリー、ゼンマイ、ホウレンソウなど。

善玉コレステロールが抑える結腸がんのリスク

善玉コレステロール値として知られるHDL－コレステロール値が結腸がんのリスク低下と関係しているという疫学データが、ヨーロッパの共同研究グループにより2011年に公表されました。

このデータは、ヨーロッパ10カ国の52万例以上を対象にした、がんと栄養に関する大規模疫学研究から得られたものです。

それによると、身長、体重、喫煙習慣、身体活動、食習慣などの諸条件を補正した結果、善玉コレステロール値、およびアポリポタンパク－A（Ａｐｏ－Ａ）値は、結腸がん発症と負の相関関係を示しました。つまり、善玉コレステロール値やＡｐｏ－Ａ値が上昇すると、結腸がんのリスクが低下するということ。なお、直腸がんに関しては、明らかな関係は認められていません。

ここで思い出していただきたいのは、エキストラ・バージン・オリーブオイルの効能です。このオリーブオイルを摂取していると、そこに多量に含まれるオレイン酸の効果によって、血中総コレステロール値および悪玉コレステロール値を低下させ、善玉コレステロール値は下げない、あるいは上昇させることもあると認められています。

日常的に多量にオリーブオイルを摂取する南イタリアやスペイン、ギリシャ、フランスなど地中海沿岸地域では、大腸がんの発症率が比較的少ないとされてきました。このことからも、善玉コレステロール値を低下させないことが、結腸がんのリスクを低下させることは間違いない事実のようです。

結腸がんの予防のためにも、積極的にエキストラ・バージン・オリーブオイルを摂ることをおすすめします。

大腸がんの発症リスクを抑えるヨーグルト

カルシウムは、骨細胞の増強・修復に欠かせないだけでなく、近年では大腸がんの予防に関して、重要なはたらきを担っていることがわかってきました。

アメリカ対がん協会（ＡＣＳ）などが発表している、大腸がん予防対策には、カルシウム摂取があげられています。

以前より、カルシウムが大腸がんに対して予防的にはたらくことが指摘されていましたが、１９９０代後半以降に発表された海外の大規模な研究で、食事およびサプリメントからのカルシウムの摂取が多い人では、大腸がんのリスクが低いということがわかってきました。

カルシウムの摂取量がもっとも低いグループと比較すると、もっとも多いグループの大腸がん発症リスクは、約22％程度低いという結果です。

カルシウムを摂取するために効果的な食材をあげるとすれば、その代表は牛乳やヨーグルトになるでしょう。小魚や海藻類も豊富に含まれていますが、吸収率は牛乳やヨーグルトに軍配が上がるようです。

新発見！ カルシウムががん予防に高い効果

2007年の世界がん研究基金／米国がん研究所の「食べ物、栄養、運動とがん予防」と題された報告書でも、がんのリスクを低下させる物質として、カルシウムがほぼ確実に効果がある栄養素としてあげられていました。

なぜ、カルシウムが大腸がんに効果があるのか。

それは、脂肪を取りすぎると大腸がんになりやすいことと関係します。

まず、脂肪を大量に摂ると、悪玉菌の割合が増えるなど腸内細菌のバランスが崩れ、がんの発生しやすい腸内環境になります。

また、脂肪を摂取すると胆のうから胆汁の分泌量が増え、胆汁酸が大量に出されます。この胆汁酸が酸化した二次胆汁酸が、大腸がんの引き金になりやすいことがわかっているのです。

　まだ実験段階ですが、カルシウムにはこの胆汁酸を吸着し便中に排出するはたらきや、大腸上皮細胞を正常に保つ機能があることが証明されつつあります。

　１９９０年代に発表され海外の疫学的研究においても、食事やサプリメントでのカルシウム摂取、あるいは牛乳の摂取量の多い人で、大腸がんの発症リスクが低下するというデータも発表されています。

　ただし、牛乳やヨーグルトの摂りすぎは脂肪摂取過多になる可能性がありますので、低脂肪ミルク、低脂肪ヨーグルト、無脂肪ヨーグルトがおすすめです。

4章

何歳からでも効果大！　腸年齢が若返る日常習慣

目覚めに摂ると腸によく効く「1杯の水＋アルファ」

目覚めのコップ1杯の冷たい水は実に気持ちのよいものです。これは就寝中に体から奪われた水分を補給するために大切であるだけでなく、便秘の解消法としてもよく知られています。

まだなにも食べ物が入っていない空の状態の胃に冷たい水が入ると、胃が刺激され、大腸に「ぜん動運動を開始しなさい」という信号が送られます(胃・結腸反射)。ただし便意(直腸反射)が消失している人の場合は、いくら朝に冷たい水を摂っても排便への反応は起こりません。

さらに、飲み物や食べ物から摂取した水の一部は大腸に到達し、便に吸収されます。便を軟らかくするためにも、水分は欠かせないのです。

飲食、飲水で一日に摂取される水分量は2ℓぐらいでしょう。さらに口のなかの唾液が1・5ℓ、胃液として2ℓ、胆汁として0・5ℓ、膵液《すいえき》として1・5ℓ、腸から分泌される腸液として1・5ℓ、以上合計9ℓとなります。

一方、吸収される量は、小腸での再吸収が7・7ℓ、大腸での再吸収が1・2ℓとされ、これで合計8・9ℓとなります。そうすると、便のなかに含まれる水分は0・1ℓ／日、つまり100㎖ということになります。

これが夏季になると発汗が多くなるので、便に含まれる水分量はさらに減少し、人によっては便秘悪化の原因にもなります。このように大腸内の環境はちょっとした水分摂取のバランスでよくなったり悪くなったりする可能性が大きいと考えられます。

この1杯の水にビタミンCを加えるのもおすすめです。ビタミンCは、体内では酸として作用します。ビタミンCが腸内で分解される際に発生するガスは、腸のぜん動運動を高めることがわかっています。

軽度の便秘に悩む人であれば、朝起きてすぐの空腹時に20㎎ほどのビタミンCを摂取し、冷水をコップ1杯飲むとよいでしょう。20㎎のビタミンCは、レモンなら半個、イチゴなら2粒程度。すっきりとした味わいで気持ちがいいだけでなく、排便促進効果が期待できるのです。

実際、硬い便を軟らかくする作用もあり、適度に摂れば快適な排便を習慣づけることもできるでしょう。

腸ストレスの改善は朝から

朝、ベッドから抜け出しカーテンを開け、朝日を浴びるのは気持ちのよいものです。実はこうすることで、脳のなかの脳幹網様体《のうかんもうようたい》というところが刺激され、副交感神経優位（リラックスモード）だった脳内が、目覚め後に次第に交感神経優位（アクティブモード）に移行し、体が徐々に覚醒しはじめるのです。

副交換神経が優位な状態にある朝は、腸のぜん動運動がもっとも強い（大ぜん動）時間帯です。血圧がやや低いため、頭はぼうっとしている状態ですが、胃腸のはたらきはもっとも活発になりやすいときなのです。だからこそ、このタイミングで朝食を摂ることが、スムーズな排便には欠かせません。

しかし、ストレスや不眠などで自律神経のバランスが崩れていたり、食欲がないからと朝食を抜いたりすると、副交感神経が優位な状態にあるせっかくのチャンスにもかかわらず、大ぜん動が起きず、排便もスムーズにはいかなくなります。

ですから朝はしっかりと食べること。朝に食物を摂ると、胃・結腸反射（つまりセカンド・

ブレインである腸神経がはたらいて）が起こり、最終的には便意（直腸反射）がもよおされ、排便されやすくなります。つまり体内時計による体内リズムを知って生活することがポイントなのです。

すっきりとした排便から始まる一日は、気持ちのいいものです。朝は寝起きにコップ1杯の水とともに、しっかりと朝食を摂ること。これを心がけてください。

「スローフード」は腸にこそよい

昼時のビジネス街は、あわただしく食事を摂る人であふれかえります。ものの10分で食事をすませお店を後にする人も少なくありません。

食事にかけた時間を思い出してみてください。あまり自覚がない人は、ふだんの食事にかける時間をはかってみましょう。おそらくは10分にも満たない人が多いのではないでしょうか。

早食いがよくないのはみなさんよく知っていることと思います。医学的にも、肥満を防ぐには、なにを食べるかよりも、まずはゆっくりとよく噛んで食べることが重要とされます。

満腹中枢におなかがいっぱいだという信号が届くのには約20分かかります。つまり、満腹中枢に信号が届く前に食べ終わってしまっては、食べすぎてしまうこともあるのです。

1回の食事はできれば20～30分かけて食べてください。ゆっくり食べるコツは、よく噛むこと。そして途中で休みを入れながら、一品ずつ味わって食べることです。

食事は30回噛んでから飲み込むのが健康にいいとされています。ためしに、30回噛むことを意識して食事をしてみてください。すると、とても10分では食事を終えられないことがわかるでしょう。

かつて玄米などの精白していない穀物を主食としていたころの日本の食生活は、一口あたりの咀嚼回数がはるかに多かったことが想像されます。なにしろ玄米は白米と比べると、とても硬く、歯ごたえがあるので、とにかくよく噛まなければなりません。

ところが現在は、白米をはじめやわらかい食感の食材が増え、硬い食材は敬遠される傾向にあります。あまり噛まなくても飲み込めてしまうため、自ずと食事にかける時間も短くなってしまったのでしょう。

よく噛むことの効能は他にもあります。よく噛むと唾液の分泌が増えてきます。これも自律神経のはたらきの一つです。

自律神経のうち、興奮や緊張などによって交感神経が優位になると、口のなかが渇きやすくなります。試験前や人前でスピーチしなければならないときなど、緊張して口がカラカラに渇いた経験がある人も多いでしょう。

一方、副交感神経が優位になると、唾液が分泌されて口内が潤います。つまり、咀嚼をして唾液を分泌すると、副交感神経が優位になり、自律神経のバランス安定にもつながるのです。

唾液のパワーはこれだけにはとどまりません。唾液のなかには、アミラーゼという消化酵素が含まれており、口に入ったデンプンなどを分解することで、消化や吸収の手助けをおこないます。

また、唾液には洗浄・抗菌作用もあります。唾液は、口内に残った食べかすを洗い流したり、虫歯のもとになる細菌の繁殖を防ぐなど、虫歯予防にも有効なのです。

唾液を分泌させるには、よく噛んで食事をすること。ただし、無理して何十回も噛む必要はありません。できるだけゆっくり、味わうようにして食べることを意識することから始めてはいかがでしょうか。

それでも早食いをしてしまう人には

それでもつい早食いをしてしまうようなら、食物繊維の多い食材（ゴボウやレンコン、コンニャクなど）をメニューに多く取り入れると、ある程度歯ごたえがあるので、自然とよく噛むようになるでしょう。

それに、食物繊維はある程度消化に時間がかかるので、少量でも満腹感が得られるのでダイエットにもよいかもしれません。よく噛むことで顔の筋肉がひきしまる効果もあります。美容に気をつかう女性にとっては、耳寄りな情報ではないでしょうか。

ゆっくり食事を摂るためのもう一つのコツが、途中で休みを入れることです。ほとんどの人が食事中にずっとお箸を持っているのではないでしょうか。途中で休みを入れるには、一度お箸を箸置きに置いてみることをおすすめします。

お箸を置いて、食卓に並ぶメニューを眺めてみてください。色とりどりの季節の野菜や山菜、旬の魚など、四季折々の食材が並んでいるかもしれません。どんな食べ物にも食べごろがあります。そのもっとも美味しい旬の味を目でも楽しみながら、味わうことから始めてみてはいかがでしょうか。

そして、できるだけ食事は人と楽しくおしゃべりをしながら食べる。「個食」「孤食」は会話がないぶん、どうしても早食いになりがちですし、なにより楽しくありません。四季折々の旬の食材を、気の合う人たちと、楽しみながら味わう。これが本当の〝スローフード〟かもしれません。

朝食しっかり夕食控えめが、腸にも体にもいい理由

忙しい現代人にとって、3食きちんと食べることは意外に難しいものです。

しかし、腸にとってはこの3食が重要です。排便をスムーズにするためには、朝食は欠かせませんし、お昼を抜くなどして食事の量そのものが減ってしまうと便秘の原因にもなりかねません。

朝食はたっぷり食べ、昼は少し多め、夜は軽めが理想です。昼間の活動にそなえてエネルギーを補給しなければいけませんから、朝はしっかりと食べること。お昼もバランスのよい、魚中心で野菜の豊富な定食などがいいでしょう。夕食は、夜おなかが空いて目が覚

めるくらいが実はちょうどいいのです。

とくに注意したいのは、就寝前3時間以内に食事を摂ることです。夜遅く食べてしまうと、消化・吸収のための時間が少なくなり、肥満になりやすいのです。

それに加えて、睡眠中にはモチリンというホルモンが分泌されます。モチリンは、十二指腸で分泌されるもので、就寝中の腸の運動に欠かせないホルモンです。

具体的には、腸管全体に「空腹時収縮」という運動を起こします。同時に、消化酵素や消化管ホルモンの分泌を促して、寝ている間に消化管の内部をきれいに掃除します。そうやって、朝の食事や排泄に備えるのです。

このモチリン、空腹になっていないと、十分に分泌されません。そのため、就寝前3時間以内には食事をすませておきたいのです。

逆算すると、夜12時に就寝するとして、できれば9時以降の食事は控えたいものです。忙しいビジネスマンなどにはちょっと難しいかもしれませんが、仕事の都合などでどうしても夜遅くなりそうな場合は、夕方5時ごろに軽食を食べ、夜はできるだけ軽くするという手もあるでしょう。

寝ている間に腸をきれいにする習慣

睡眠中に腸をきれいにしてくれるホルモン・モチリンは、リラックスしているときに、よく分泌されるという特徴があります。

そのため、モチリンの分泌をよくするために、寝る3時間前までに夕食をすませるとともに、就寝前1～2時間は、心身がリラックスした状態になるように心がけたいのです。

心身がリラックスした状態にするためには、たとえば、ぬるめのお風呂にゆっくりつかったり、スローテンポの音楽を聴くなど、交感神経優位から副交感神経優位の状態にスイッチを切り替えておきたいところ。部屋の照明もやや落として、間接照明などにするのも手です。

そうすることで、睡眠も深くなって、前日の疲れが取れやすくなります。就寝中のモチリンの分泌も活発になり、寝ている間に腸がきれいになって、朝起きたころにはすっかり空腹になっています。そうなれば、朝食がしっかり食べられ、排便もスムーズになるというものです。

食をとりまく空間をうまく演出しよう

いくら栄養がある、健康にいいとはいえ、美味しくないものにはなかなか食指が動かないもの。美味しさは、舌だけで決まるものではありません。見た目も重要です。食欲をそそらないビジュアルのものは、どうしてもまずく感じられてしまいます。

『カラー・マーケティング論』（野村順一著・千倉書房刊）によれば、人間の五感のうちで、おいしさを感じるのはおもに視覚なのだそうです。しかも人間が日常的に脳にインプットしている感覚は、視覚が大半を占め、その割合は実に87％。次いで聴覚が７％、触覚の３％、嗅覚の２％、そして味覚はわずか１％に過ぎないということです。

最近みたテレビのバラエティ番組で、目隠しをしたまま食べた料理を当てるという企画がありましたが、解答者がことごとく間違えていたのが印象的でした。視覚を奪われた人間の味覚が実に頼りないものか、そのことを証明しているともいえるでしょう。

つまり、料理を美味しく食べるには視覚が重要であるということです。料理そのものの彩りや形、食器と料理の盛りつけ、食卓や料理を照らす証明、さらにはＢＧＭや食事中の会話などなど、食をとりまく空間をうまく演出することが、美味しさをパワーアップさせる重要な要素なのです。

食卓の彩りを考えても、ファイトケミカルを多く含み、腸の健康に欠かせないパワーを秘めたカラフルな野菜は、欠かせない食品といえるでしょう。

小腹が空いたときや間食にベストな食べ物

小腹が空いたとき、あるいは3時のティータイムになにを食べていますか。そんなとき、ついつい甘い物やスナック菓子などを食べてしまいがちですが、これらはカロリーが高く、トランス脂肪酸（70ページ）を含むことが多いため、あまりおすすめできません。

そんなとき最適なのがナッツ類です。わたしはとくにアーモンドをおすすめしています。

スペインを旅行したときに、美しい白い花を咲かせる木を発見しました。なんの花かと尋ねたところ、アーモンドと聞いて驚きました。アーモンドはバラ科サクラ属の落葉高木です。地中海沿岸やカリフォルニアなど比較的気候が温暖な地域でとれるようです。

このアーモンドには、すぐれたパワーがあるのです。

まず、食物繊維やオレイン酸が豊富に含まれていること。さらに、アーモンドから作られたアーモンドオイルがあるくらい油分も豊富で、これが体にいい良質の油なのです。

地中海地方でも、ナッツはよく食べられています。この地方の心臓疾患や血管系疾患がとても少ないことを思い出してください。アーモンドなどのナッツ類を日常的に食べていると、大腸がんや心臓血管系の疾患の危険を低下させることが疫学的調査でもわかっています。

アーモンドはローストしただけの味のついていないものでもとても美味しいですし、ゆっくり噛んで食べると、それだけで満足感もあります。

実際にわたし自身も、診療が夜にまでかかって小腹が空いたときには、アーモンドを数粒食べてしのいでいます。

腸を活性化する歩き方

腸は歩くことによって活性化します。逆に家で寝転がってばかりでは、腸の動きが停滞し便秘になりやすいものです。

しかもただ歩くだけではあまり効果はありません。まずはウォーキング前に入念なストレッチを施し、ミネラルウォーターかスポーツドリンクで水分を補給しておきます。

歩くときは歩幅をやや広くし、腕を大きくふること。少し呼吸が速くなる程度の速度で約30分歩くことをおすすめします。

このとき腸内にバリウムを入れて撮影すると、歩くことで腸管が動くのがよくわかります。腸のはたらきを活発にするには、酸素を十分に取り入れながらおこなう有酸素運動が有効です。ウォーキング以外でも、たとえば30分程度のストレッチ、ヨガなどが最適。有酸素運動が腸の活性化には効果的なのです。

加齢や運動不足が原因で腸が弱くなった、あるいは便秘がひどくなったといった症状に悩む人は多いはずです。腸の老化とともに、腹筋や背筋などの筋力の衰えがその一因であることが考えられます。

ウォーキングは、これらの筋力の老化防止や増強にもひじょうに有効です。毎日歩くことが理想ですが、少なくとも週2回以上は、意識しておこなうようにしたいものです。

マッサージとリラックス入浴で快腸生活を

食生活の改善はもちろんですが、ぜひとも実践していただきたいのがマッサージです。大腸内視鏡検査を終えた患者さんには、どうしても腸のなかに溜まった空気が抜けないケースが多々あります。これは、そんなときにわたしが考案した方法です。

大腸内視鏡検査のときには、内視鏡を挿入し、内部を観察しやすくするため、内部に多少なりとも空気を入れなければなりません。大腸内視鏡を挿入し盲腸まで到達したら、内視鏡の先端から空気を出し入れして、空気を抜きながら内視鏡を抜いていきますが、どうしても腸内に空気が残ってしまいます。

その残った空気を肛門から排出させるために考えられたのが「腸徒手圧迫法《ちょうとしゅあっぱくほう》（腹部マッサージ）」です。横になって腸のあたりを両手で刺激するのが理想ですが、自分でおこなう場合には枕で刺激し、腸の動きや走行にあわせて刺激していくとよいでしょう。これを左右おこない（①②）、最後に直腸マッサージ（③）をして押し出すようにすれば、おなかのなかに溜まったガスが排出されやすくなります。

(図3) 腹部マッサージ

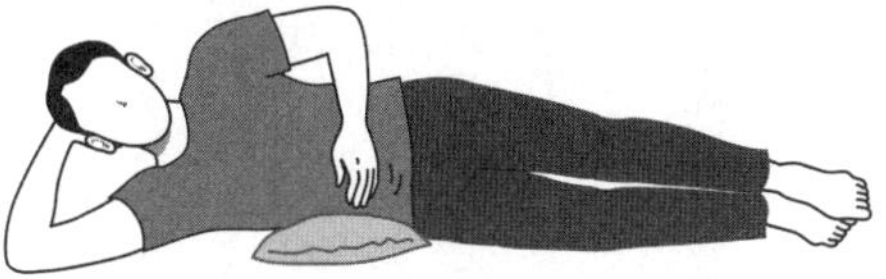

①右脇腹に枕を当てて横になり、左手で右脇腹を持ち上げるようにマッサージする。枕で上行結腸を押し、手で横行結腸を刺激するイメージで1分間。

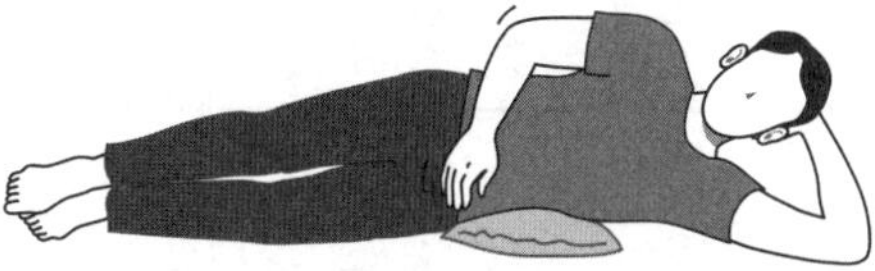

②今度は左脇腹に枕を当てて、右手で左脇腹を持ち上げるようにマッサージする。枕で下行結腸を押し、手でS状結腸を刺激するイメージで1分間。

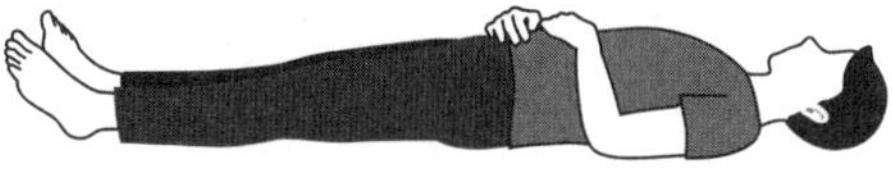

③仰向けになり、両手で下腹部をさするように1分間マッサージする。

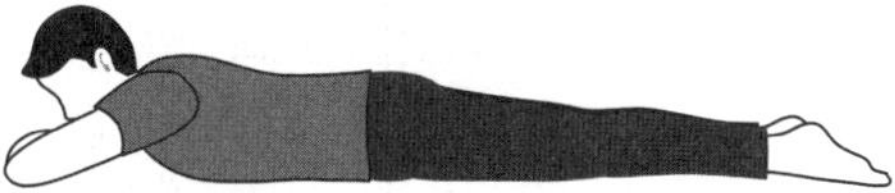

④最後にうつ伏せになり、おなかまでしっかり息を吸い込むようにして、1分間ゆっくり深呼吸をする。

マッサージをおこなうのにおすすめの時間帯は朝ですが、忙しい場合は、就寝の1～2時間前でもいいでしょう。

マッサージ時には、腸をリラックスさせるために、ゆったりとした音楽をBGMにするのもおすすめです。5分程度の簡単なマッサージなので、毎日の習慣にしたいものです。

入浴時の心身ともにリラックスした状態でおこなう、リラックス入浴法もおすすめです。できれば、38～39℃のぬるめのお湯にしてください。その後15～20分程度の半身浴をして汗を出します。好みでアロマオイルを数滴入れるのもよいでしょう。

ちなみにわたしはオリーブオイルに溶けたペパーミントの入浴剤を使用しています。体がすっきりしてとても気持ちがよいのです。

簡単に作れる「メンソール温湿布」のすごい効果

医療の現場でも使われている「メンソール温湿布《おんしっぷ》」は、誰もが簡単にできて、便秘症にも有用な方法です。

外科での開腹手術後に起きやすい、腸のはたらきが一時的に止まって排便障害を起こした麻痺性イレウスという症状には、メンソール温湿布で対処していました。この方法は、ミント油入りのお湯をつけたタオルを貼り付け、温めるだけ。これによって腸の運動が改善され、排便が促進されるのです。

以下は、メンソール温湿布の作り方です。参考にしてください。

①ペパーミント油入りのお湯を作ります。20分間煮沸した2ℓの水に対して、ペパーミント油（ハッカ油）1㎖を入れてよくかきまぜます。

②タオルの三つ折りを3枚重ね、①に浸します。このとき、火傷には十分注意してください。

③②のタオルをゆるくしぼり、ビニール袋で包み込む。これを2セット作ります。

④温かいうちに③を乾いたタオルでくるんで、湿布の完成です。

⑤完成した④を腰背部にあてます。さらにバスタオルで腰背部から腹部までを包み、ふとんや毛布で必要に応じて保温します。

ペパーミントには、メンソールが含まれています（ちなみに、スペアミントには、メンソールは含まれていません）。メンソールには、おなかのガスを排出させる作用をはじめ、胃のはたらきをよくする作用などがあります。

また、ペパーミントの温熱刺激は、体全体を温め、腸を温めます。お湯のみによる貼り付けとメンソール温湿布の作用とで、温度が下降するまでの時間を比較すると、明らかにペパーミント温湿布のほうが長いのです。約40～45分の持続効果が期待できます。

なお、ペパーミント温湿布で使用するミント油は、薬局で購入可能です。また、アロマテラピーの精油でも同様の効果が期待できます。この場合、同様のお湯に2～3滴たらして、まぜてご使用ください。

おなかが張る人にはペパーミント

まずはおなかを軽く叩いてみてください。ポンポンと音がする人はガスが溜まっているかもしれません。とくに便秘の人には、ガスが溜まって腹部膨満感《ぼうまんかん》（おなかの張り）が多くみられます。

ドイツなどのヨーロッパでは、この腹部膨満感に対してペパーミント・ウォーターの摂取がすすめられているのです。

腹部膨満感の原因となるガスの正体とは、その約70％は口から飲み込んだ空気で、残りは血液中から拡散したガスと腸内で発酵したガスが混じり合ったものです。

おなかのガスの排出回数は、人によって異なりますが、健康な人の場合、1日におおよそ7～20回で、1回につき50～500㎖の量が排出されています。なお、このガスの成分はなんと約400種類あり、そのうち約80％が空気で、インドールやスカトールなどの悪臭物質は1％にも満たないといわれています。

ストレスを感じたときに、ガスが溜まりやすくなることもあります。たとえば空気嚥下《えんげ》症という症状があります。緊張によるストレスを感じると無意識のうちに多量の空気を飲み込んでしまいます。その空気をゲップとして出すことを我慢しているうちに、腸に下がってガスになってしまうということもあるのです。

こうして横行結腸にガスが多く溜まると、胃を下から上に圧迫して胃内容物の流出をとどこおらせるため、胃炎や逆流性食道炎の症状と同様、むかつきや食欲不振、胸やけなどを起こします。

実際、わたしのクリニックで、慢性便秘症の患者で胸やけなどの症状があり、胃内視鏡検査で逆流性食道炎が認められた人は、8・8%にものぼります。こうした症状は、大腸に溜まったガスが胃を圧迫することによるものなのです。

こうして腸内に溜まったガスを排出するには、体操やウォーキング、そしてペパーミント・ティーが有効です。また、前項で紹介したメンソール温湿布も腸のはたらきを活性化するのにおすすめです。

ペパーミントのこうしたはたらきは、主要成分であるメンソールが、セロトニンの放出と、サブスタンスP（痛覚の伝達物質。P物質と呼ばれる）による平滑筋《へいかつきん》の収縮を抑制することによるものです。

さらに、メンソールがカルシウム拮抗剤《きっこうざい》として作用し、平滑筋細胞へのカルシウムの流入を阻止することもわかっています。つまり、メンソールが筋肉を収縮させる作用のあるカルシウムをブロックすることで、腹痛や不快感のもとになる筋肉の過度な収縮を防ぎ、リラックスさせてくれる、というわけです。

内臓のはたらきを活発にするアロマ

胃腸を中心とした内臓のはたらきを活発にするためには、心身をリラックスさせ、副交感神経を優位にしてあげる必要があります。心身のリラックスには「脳」の緊張を解いてあげること。腸の調子を整えるには、胃腸そのものだけでなく、ときには「脳」のリラクゼーションも必要なのです。

リラクゼーションを得る一つの方法が、アロマテラピーです。このアロマテラピーは植物の芳香物質と、薬効成分を抽出した精油（エッセンシャルオイル、アロマオイル）を鼻や皮膚から取り入れて、さまざまな症状の緩和を目的とするものです。

精油の芳香成分は、鼻から吸収され、香りを認識する嗅神経細胞《きゅうしんけいさいぼう》から、大脳の視床下部へと送られます。アロマで気持ちが落ち着いた、あるいは元気が出てきたというのは精油の有効成分が脳に作用した結果、もたらされるものだと考えられます。

たとえばシナモンの精油には、樹皮や花蕾《からい》から抽出されたものと葉から抽出されたシナモン・リーフがあります。前者は皮膚などへの刺激が強いことから、アロマテラピーでは、シナモン・リーフの精油が使われています。

シナモン・リーフは、夏の冷房が苦手な人や、冬場の手足の冷えなどにいい精油で、おなかに溜まったガスを排出する作用も期待できます。

シナモン・リーフのおもな効能には、リラックス作用、おなかに溜まったガスを排出させる作用、胃のはたらきをよくする作用、血行促進作用などです。シナモン・リーフの刺激は比較的強いため、マッサージでの使用は控え、ティッシュペーパーにシナモン・リーフを1～2滴たらして吸入するなどの方法がおすすめです。

また、アロマバスで使用する場合も、1～2滴にとどめて、さらによくかきまぜてください。ただし、副作用として流産の可能性が指摘されていますので、妊婦の方はご使用を控えてください。

腸に効くスローミュージックとは

これまで繰り返し述べてきたように、胃腸の調子を整えるには、「脳」をリラックスさせることが大切です。しかし、ストレス状態がとくに強いときなどは、精神状態のコントロールが難しいこともあるでしょう。

そんなときには、リラクゼーション効果のある、自分に合った方法をいくつか試してみてください。たとえば音楽療法もその一つです。

「スローライフ」「スローフード」がいまでは珍しくなくなっています。バブル期にあまりに多忙な日々を送っていた日本人も、「ゆっくり」生きることが大切なのだと気づいたということでしょう。これからはさらに「スローミュージック」を楽しむことを提案します。

スローミュージックとは、聴くとリラックスできて体も心も解放されていく音楽です。これは音楽療法でもあり、腸の活性化にもひじょうに効果的なのです。

なかでも音楽療法は、疲労やストレスなど、交感神経が優位で、緊張を強いられたときに実行すると有効。交感神経の緊張が高まると自律神経（内臓のはたらきを支配する神経）のバランスが崩れるため、腸のはたらきも悪くなり、便秘を招いたり悪化したりするからです。

では、どんな曲がいいのでしょうか。音楽は好みがあるので、自分の好きなスローミュージックを見つけることがベストですが、参考までに、わたしの例をいくつかご紹介しましょう。

まずなにかとあわただしい朝は、気分を盛り上げるためにも、低音領域から高音領域まで広がるような開放的な曲がおすすめ。歌が入らないインストゥルメンタルのアルバムがいいのではないかと思います。

わたしの場合は、たとえば、大滝詠一の曲をストリングスで奏でたアルバム『ナイアガラ・ソング・ブック』などがそれに当たります。

一方、けだるい午後には、心を落ち着かせてくれる小野リサのボサ・ノヴァなどを聞いています。帰宅後の夜のひとときには、たとえば夏川りみの『涙そうそう』のような、しっとりとしたバラードナンバー。

眠る前は、やはり子守唄の旋律。私のおすすめは『ブラームスの子守唄』。安らかな眠りは明日の腸を元気にしてくれます。

「思い出し法」で心身をリセット

昔話で盛り上がって、晴れやかな気分になった経験はありませんか? あるいは旧友との久しぶりの再会をきっかけに、ずっと忘れていた昔の楽しかった記憶がよみがえってきたという経験はないでしょうか？

そのとき脳内では、大脳辺縁系《だいのうへんえんけい》にある感情システムが活性化し、ドーパミンと呼ばれる快感物質が分泌されているのです。つまり、楽しかったころを思い出すことは快感なのです。懐かしい人々と思い出話に花を咲かせるときに感じる幸福感の正体は、脳内のこうした変化にあるのです。

この原理を応用したのが、ここで紹介する「思い出し法」です。

たとえば、昔みた懐かしいＴＶドラマのテーマ曲を聴いただけで、ドラマのワンシーンが目に浮かぶことがあります。さらにその時代がその人にとって幸福だった場合は、幸せな感覚も同時によみがえってくるはずです。この幸福感に導かれるように、心身がリラックスモードになり、連鎖的にさまざまな好反応が起こります。

この連鎖反応が起こりやすいのは、情動反応だといわれています。１９１７年にフロイトが書いた『精神分析入門』という本のなかで、意識と無意識の間には、前意識という領域が存在し、思い出すことは前意識をみることであると指摘しています。つまり、忘れていた部分が前意識であり、これは思い出すことで意識化されるというわけです。

よい思い出しをすることは、幸福感に浸ることであり、副交感神経が活性化されてリラックスモードに入りやすくなるのです。

その結果、自律神経系のバランスがとれ、心拍や血圧のコントロールが可能になるなど、心の幸福ばかりではなく、体の幸福も期待できるというわけです。

当然、リラックスモードになれば、腸ストレスが改善され、腸のアンチエイジングにつながることも期待できます。

このことを実証するために、わたしはある実験をおこないました。まず5人の被験者に目をつむってもらい、指の先端にパルスオキシメーター（指先にはめて、心拍数などが計測できる機器）をつけて、14～15歳ごろの楽しかったことを思い出してもらいました。

その結果、数分以内でほとんどの人の心拍数が低下傾向を示しました。1分間の心拍数を、思い出し前と、その最中の5分間で測定したところ、次のようになったのです。

【被験者】
Aさん：70回／分 → 58回／分
Bさん：68回／分 → 60回／分
Cさん：60回／分 → 58回／分

Dさん：72回／分　↓　61回／分
Eさん：74回／分　↓　65回／分

このことからも、楽しかったことや心地よかったことを思い出すと、副交感神経が優位になり、リラックスモードに入ることを示しています。

逆に、嫌な記憶を思い出すと、その不快感で交感神経が優位となってしまいます。そうなりそうなときは、いい記憶で脳を満たして、嫌な記憶を覆い隠すようにするといいでしょう。

気分がすぐれないときも、この思い出し法を利用して、楽しかったころの記憶を思い出すことを心がけてみてください。心身の安定が得られ、腸の活動も活性化するはずです。

すぐにできる瞑想で副交感神経をオンに

1968年にビートルズがインドを訪れた際に、彼らが超越瞑想法に取り組んでいるといったことが話題になりました。これは、後述する瞑想法の一種だったとされています。

ビートルズのメンバーでもあったポール・マッカートニーは、いまでもおこなっているようです。

というのも、2009年4月に彼は超越瞑想法普及のためのチャリティーコンサート「チェンジ・ビギンズ・ウィズイン」のステージに出演し、かつてのメンバーであるリンゴ・スターらとマイクを分け合いながら、ビートルズの曲である『ウィズ・ア・リトル・ヘルプ・フロム・マイ・フレンズ』を歌ったそうです。

少し話が脇道にそれてしまいましたが、瞑想法とは、禅宗の座禅にも用いられる言葉を使うなら、①調身(体を整える)、②調息(呼吸を整える)、③調心(心を整える)という三つの要素から成り立ちます。

調身の目的は体をリラックスさせること。筋肉の刺激を極力少なくすることで、脳を安静状態に導きます。

調息では、呼吸を調整することで自律神経をある程度コントロールできることを利用して、腹式呼吸により精神の安定をはかります。つまり副交感神経が優位な状態へと導くのです。

腹式呼吸は、落ち着きたいときによく用いられる呼吸法です。これは、上半身に集中しがちな意識を下半身に導くことによって、緊張を解き、リラックス効果を引き出すことが可能なのです。

さらに、三つめの調心は瞑想法の最終目的です。この状態を変性意識状態と呼び、宇宙と一体になったような心の高次元の平穏が得られた状態、と説明されています。

瞑想法のなかでも、比較的シンプルで誰でもすぐにできそうなのが静座法です。方法は、次のように静かに座るだけです。

①目を閉じ、背筋を自然に伸ばし、できれば、正座で座ります。足が痛ければ椅子に座るのでもかまいません。

②静かにゆっくりと呼吸を繰り返します。意識は呼吸に向けます。できれば腹式呼吸が理想です。

③あとは、そのままの状態でいること。

時間は、無理のない時間で。最初は15～20分ほどから始めるのがよいでしょう。慣れてきたら自然に時間を延ばしていきましょう。

寝る前に試してみたい「マントラ瞑想法」

瞑想をしていても、慣れないうちはとくに、いろいろな雑念が頭に浮かんでくるものです。

そもそも人間の心というものは、長時間にわたって無念無想でいられるものではありません。であるならば、さまざまな思念に振り回されたとき、それらを振り払おうとするよりも、意識的に一つのことに集中してみるのがよいのではないか、という考えに基づいたのが、「マントラ瞑想法」です。

あらゆる邪念を振り払うのではなく、一つのことに意識を集中させること。その一つが、ある呪文（マントラ）を唱え続けることです。「ナ・ダーム」という言葉が、柔らかい響きで、しかも意味のないものなので、瞑想には適しているのだそうです。

「マントラ瞑想法」のやり方は、次のとおりです。

①背筋を伸ばして椅子に座り、目を閉じる。

②静かに腹式呼吸をおこなう。
③額に意識を集中させ、そこから意識が体を下っていき、体の各部位が上から順々にリラックスしていくことを想像する。
④そのときに、心のなかで「ナ・ダーム」とゆっくりと繰り返して、唱え続ける。

これは意外と簡単にできるので、やってみる価値はあるでしょう。副交感神経を優位にして心身ともにリラックスできるので、寝る前などにもおすすめです。

5章　老化を進めない！　腸不調の際のとっさの対処法

すぐに使える、腸トラブルの対処法

これまで食事を中心に、腸ストレスを取り除き、アンチエイジングに役立つ方法を、さまざまな角度から紹介してきました。

この章では、少し視点を変えて、腸トラブルで困ったときの、とっさの対処法をお教えしましょう。

軽い便秘や下痢などの腸のトラブルは、これでたいてい対処できてしまうことも多いと思います。

ただし、シロウト判断は危険です。なかなか症状が治まらなかったり、痛みがひどかったり、ちょっとおかしいなと感じたら、自己対処は即座に中断して、すぐに専門医に相談してください。

「ストレス性の便秘」のときには

現代社会で暮らすわたしたちにとって、精神的ストレスは避け難いものです。前章でいくつかのストレスの解消法を紹介しましたが、ストレスから急性の便秘になってしまった場合、どんな応急処置をしたらいいのでしょうか。

そんなときは、まずはオリーブオイルを試してみてください。

繰り返し述べているように、オリーブオイルには、小腸を刺激して排便を促進するはたらきがあるからです

オリーブオイルを大さじ1～2杯ほど、そのまま飲むか、パンにつけるなどして食べてみてください。これを朝夕の2回試してみるだけで効果が期待できます。

あわせて、体と心の緊張をほぐすこと。5章で紹介した瞑想法や思い出し法、音楽療法などのリラックス法を試してください。そして、少しでも便意が生じたら、躊躇せずトイレへ直行することです。

「便が硬くなって出にくくなっている」ときには

このケースでは、無理に排便をしようとトイレでイキむと、肛門が傷ついたり、痔になったりしてしまいます。

こんなときは、一時的に便を軟らかくするような素材、たとえばオリーブオイルや水溶性食物繊維（ポリデキストロース含有の清涼飲料水）、植物性乳酸菌、軟便剤（マグネシウム製剤）などを摂取して、便を軟らかくすることが必要です。

また、水分をしっかり摂りつつも、腸を冷やさないことが大事なので、体を温める飲み物、たとえば56ページで紹介した「シナモン・ジンジャー・ティー」などを摂るようにしましょう。

それでも解消しないときは、市販の「新レシカルボン坐剤®」「コーラック坐薬タイプ」（両者は名前が違うだけで成分は同一のものです）などを利用してみるといいでしょう。

「海外旅行などで便秘になってしまった」ときには

海外旅行に行って、便秘になったという話をよく聞きます。みなさんも経験があるかもしれません。

日本から比較的近い東南アジアや中国ならまだしも、ヨーロッパやアメリカなどではフライト時間も長く、時差もかなりあるので、ふだん便秘ではない人も腸のリズムが狂ってしまうのは当然かもしれません。

せっかくの旅行ですから、腸もスッキリとした状態で楽しみたいところです。そこで、海外旅行の最中に、急性の便秘になってしまった場合はどう対処するか。

まずは、海外でも手に入りやすいものから試してみるのがよいでしょう。マグネシウムなどを多く含む硬質のミネラルウォーター（「コントレックス」など）を多めに摂取するようにしてください。さらに、欧米のレストランだと、たいていオリーブオイルはあるので、これを摂るのもおすすめです。

さらに、ウォーキングも有効です。歩くと腸は動きます。そうすると便が下行結腸のところまで下ってくることがあります。日中は観光などで歩くことが多いでしょうから腸の運動にもなり、オリーブオイルも摂取していれば、おのずと排便につながるはずです。

また、ふだんから便秘傾向がある人は、海外旅行に行く際に、下剤や軟便剤（マグネシウム製剤）を持参するようにしましょう。ひどい便秘に悩まされている人なら、炭酸ガスで直腸を刺激する「新レシカルボン坐剤®」「コーラック坐薬タイプ」などの薬を持参するといいでしょう。

ガスが溜まって「おなかが張ってつらい」ときには

このようなときは、まずはおなかのマッサージによって、腸に直接の刺激を与えることです。131ページで紹介した「腹部マッサージ」をおこなったり、おなかの右側から左側へ両手で大腸の流れに沿って刺激すると、おなかに溜まったガスなどが、右から左へと移動し、最終的に排出されます。

また、腸の活動が低下しているために起こることが多いので、132ページで紹介した「メンソール温湿布」をしてみたり、たんに蒸しタオルをビニール袋で包んで、湯たんぽのようにしておなかを温めても、効果があります。

「軽い食あたりの下痢」のときには

まず下痢を起こしている原因を考える必要があります。水様性の下痢が何回も続く、またはは出血をともなう下痢が続くようであれば、これは細菌感染やウイルス感染の疑いがあります。とくにひどい出血性の下痢は、O－111やO－157などの病原性大腸菌の感染の可能性があるので、大至急医療機関を受診すべきです。

おなかの痛みもない軽い下痢のときは、おにぎりや煮込みうどんなど、温かくて消化がいい食べ物で栄養補給しつつ、水分をしっかり摂って、様子をみましょう。

頻繁にトイレに駆け込んで、大変なようであれば、市販の整腸剤を服用しましょう。

「ストレス性の下痢」「過敏性腸症候群」には

仕事のプレッシャーなどで、おなかがゆるくなって、何度もトイレに駆け込んだ、という経験がある人も少なくないと思います。ストレスの影響を受けやすい腸のメカニズムを考えれば、このような症状は誰にでも起こりうるものだと思います。

俗に「各駅停車症候群」といわれ、ひところ話題になった「過敏性腸症候群」も、ストレス性の下痢の一種といえます。

ストレス性の下痢に悩む人は、軽い症状であれば、食事療法が有効です。ストレス性の下痢に悩む人は、食事を摂ると起こる腸のぜん動運動が、健康な人に比べてとても激しいのです。そのために下痢を引き起こす傾向にあり、とくにぜん動運動が活発になる朝に、家で食べることを避けてもらい、早めに会社に着いてから、食事を摂ってもらうことをすすめています。これだけで症状が落ち着く例もあります。

また、アルコールは腸のはたらきを活発にする作用があります。毎日のように飲酒の習慣がある人は、それを控えるだけでも症状が改善することもあります。

さらに、4章で紹介したようなリラックス法を取り入れ、緊張状態を上手に緩和するとともに、腸内の善玉菌を増やし、腸内環境を整えることが必要です。

付録

すぐに作れて腸に効く、簡単〝腸寿食〟レシピ

本書で紹介した、腸ストレスを取り除き、腸老化を予防してくれる「グルタミン」「オリーブオイル」「食物繊維」「マグネシウム」を豊富に含み、体を冷やさない、誰でも作れる簡単レシピを10個、ご紹介します。どれも美味しいメニューですので、ぜひご家庭で試してみてほしいと思います。

1　そば粉のガレット

（材料／2人分）

そば粉　40g
薄力粉　大さじ1
卵（生地用）　Sサイズ1個
塩（生地用）　ひとつまみ
水　80mℓ
チーズ（ピザ用プロセスチーズかグリュイエールチーズ）　40g
ハム　2枚
トマト　小1個
卵　2個
エキストラ・バージン・オリーブオイル　少々
塩コショウ　少々

〈作り方〉

①ボウルにそば粉と薄力粉と塩を入れて卵と水を加え、しっかりと混ぜる。ザルで漉《こ》して冷蔵庫で一晩寝かせる。

　＊時間がなくても少なくとも2時間程度は置いておく。

②フライパンを中火で熱してオリーブオイルを薄くひいたら、①の生地をお玉ですくって入れ、丸く広げる。

③②の中心にハムを乗せ、その上に卵を割り入れ、横に薄切りにしたトマトとチーズを散らす。

④1分半〜2分ほどで卵の白身に火が通り始め、ガレット生地が焼けてまわりからはがれやすくなるので、そのタイミングで四隅を中心に向かって少し折り畳み、そのまま皿に移す。

2　きな粉豆

〈材料／作りやすい量〉

炒り大豆　カップ1杯分
砂糖　大さじ4
水　大さじ2
塩　少々
きな粉　適量

（作り方）
①鍋に水と砂糖を入れて中火にかけ、クツクツと煮溶けてトロリとしてきたら火を止めて、炒り大豆を加えて木べらで全体を混ぜる。
②バットなどにきな粉を広げて、①の大豆を加える。
③きな粉の上に大豆を転がして、きな粉を全体にまぶす。

3　レンジで簡単ひじきと大豆の煮物

（材料）
乾燥ひじき　大さじ4

水煮大豆缶　小1缶
油揚げ　1／2枚
合わせ調味料
・出汁　160㎖
・みりん　大さじ2
・醤油　大さじ1強

（作り方）

①ひじきはたっぷりの水で戻し、水煮大豆は軽く水洗い、油揚げは軽く油抜きして細い短冊切りにしておく。
②耐熱性のガラスボウルやシリコン調理器など、電子レンジで使える器に①を入れ、合わせ調味料を回しかける。フタかラップをふんわりとかけて500Wで3分加熱。
③全体を混ぜて、さらに1分加熱。
＊レンジを使った油揚げの油抜きのやり方：耐熱皿に水100㎖と一緒に入れて、500Wで1分加熱。

4　ブリのカルパッチョ

〈材料〉

ブリ（刺身用）　1サク
トマト　中1個
ダイコン　20g
ニンニク　1／2片
カイワレ大根　1／2パック
醤油　小さじ1
オリーブオイル　小さじ1
塩コショウ　少々

〈作り方〉

①ブリは薄切りにし（刺身用に切ってある場合はそのままでもOK）、皿に重ならないよう平たく並べ、全体に軽く塩コショウする。好みで軽く湯にくぐらせてから冷水に取り、

霜降りにしてもいい。
②ボウルに、粗いみじん切りにしたトマトとダイコン、すりおろしたニンニクを入れて、醤油、オリーブオイル、塩コショウで調味し、①の上にたっぷりと乗せる。根を落としたカイワレ大根を全体に散らす。

5　黒蜜きな粉豆乳

（材料／1杯分）
豆乳　160㎖
黒砂糖　大さじ1
きな粉　大さじ1
（作り方）
①小さい鍋に豆乳を入れて弱火にかけ、沸騰しないように温める。
②①に黒砂糖を加えて溶かし、きな粉を振り入れて全体をよく混ぜる。
　＊きな粉が沈んでしまうので、時々スプーンでかき混ぜながら飲む。

6　納豆豆腐丼

（材料／2人分）

納豆　2パック

絹ごし豆腐　1／2パック

かつお節　5g

細ねぎ　1／4束

押し麦入ごはん　2膳

醤油　適量

（作り方）

①耐熱皿に絹ごし豆腐を入れ、ラップをせずに500Wで2分加熱。出てきた水分を捨て、スプーンで粗く崩しておく。

②小さなボウルか器で納豆を練り混ぜ、かつお節を加えて醤油で調味。①に加えて全体をざっくり混ぜる。

③丼に押し麦入ごはんを盛り、②をかける。細ねぎの小口切りを散らす。

7　サーモンのアボカドロール

（材料／2人分）
スモークサーモン　100g
アボカド　1／2個
炒りゴマ（白か金）　小さじ2
押し麦入ごはん　大盛り1膳
焼き海苔　1枚
醤油　適量
ワサビ　少々

（作り方）
①巻きすかラップの上に焼き海苔を乗せ、押し麦入ごはんを全体に薄くのばす。
②①のごはんの上全体に炒りゴマを散らし、手前端に細かく刻んだスモークサーモンとア

ボカドを並べる。具がこぼれないようにしっかり巻き込み、少しなじませたら、包丁で食べやすい大きさに切る。
③醤油とワサビを小皿で添え、つけながら食べる。

8　薬味ソースの卵かけごはん

（材料／2人分）

卵　2個
押し麦入ごはん　2膳
薬味
・ネギ（みじん切り）　大さじ3
・ショウガ（みじん切り）　大さじ1
調味料
・醤油　大さじ1と1／2
・米酢　小さじ2

・砂糖　少々
・豆板醤　少々
オリーブオイル　大さじ1

（作り方）

①薬味は全て小さなボウルに入れてふんわりラップをし、500Wの電子レンジで1分加熱する。
②①に調味料を加えて味をなじませ、オリーブオイルを注いで全体を和《あ》える。
③大きめの茶碗に押し麦入ごはんを盛って卵を割り入れたら、②の薬味ソースを乗せる。

9　サーモンのタルタルサラダ

（材料／2人分）

サーモン（刺身用）　120g
タマネギ　小1／2個
粒マスタード　大さじ1

塩　小さじ1／2
コショウ　少々
オリーブオイル　小さじ1
うずらの卵の黄身　1個分
レタスやクレソンなど　適宜

（作り方）

①サーモンとタマネギは粗いみじん切りにし、合わせてたたいておく。

②①をボウルに入れて塩コショウと粒マスタードで調味。皿に盛って全体にオリーブオイルを回しかけたら、上を少しくぼませてウズラの卵の黄身を乗せる。あればレタスやクレソンなどを添える。

10　ヅケマグロのお茶漬け

（材料／2人分）

マグロ（刺身用赤身）　160g

ワサビ　小さじ1／3
醤油　大さじ1強
押し麦入ごはん　2膳
出汁　320㎖
焼き海苔　1／4枚
白すりゴマ　小さじ1

(作り方)

①ボウルかバットにワサビと醤油を入れてよく混ぜ、薄切りにしたマグロを加える。全体にワサビ醤油をまぶして冷蔵庫で寝かせて、味をしっかりなじませる。

②大きめのごはん茶碗に押し麦入のごはんを盛り、①のマグロを盛りつける。熱々の出汁をたっぷりと注ぎ、細切りにした焼き海苔とすりゴマを散らす。

おわりに

わたしが腸の機能性障害や食事療法に興味をもったのは１９９０年代中ごろでした。それまでは、毎日、大腸内視鏡検査をおこなう日々でしたが、内視鏡的には異常所見が見つからなくても、自覚症状が改善されずにいる患者さんに目が行くようになってきたのです。

そして高齢であっても、腸の機能に問題がない人もいれば、若い人でも腸の症状に悩んでいる人たちが少なからず存在することに気づきました。このようなきっかけで、腸と食生活を中心とするライフスタイルの検討が始まったのです。

そして気づいたのが、腸ストレスが多く加わっていると、中高年以上になってさまざまな意味で老化しやすいということです。

本書は、老化を招くような腸ストレスを、少しでも軽減をはかる意図で書いたものです。読者のみなさまの快適腸生活と老化予防に役立てていただければ幸いです。

最後となりましたが、この場を借りて、編集協力をしていただいた松橋俊介さん、レシピで協力していただいた横塚美穂さん、編集を担当していただいた中野和彦編集長に心から御礼申しあげます。

２０１１年11月10日

松生恒夫

青春新書
INTELLIGENCE

こころ涌き立つ「知」の冒険

いまを生きる

〝青春新書〟は昭和三一年に――若い日に常にあなたの心の友として、その糧となり実になる多様な知恵が、生きる指標として勇気と力になり、すぐに役立つ――をモットーに創刊された。

そして昭和三八年、新しい時代の気運の中で、新書〝プレイブックス〟にその役目のバトンを渡した。「人生を自由自在に活動《プレイ》する」のキャッチコピーのもと――すべてのうっ積を吹きとばし、自由闊達な活動力を培養し、勇気と自信を生み出す最も楽しいシリーズ――となった。

いまや、私たちはバブル経済崩壊後の混沌とした価値観のただ中にいる。その価値観は常に未曾有の変貌を見せ、社会は少子高齢化し、地球規模の環境問題等は解決の兆しを見せない。私たちはあらゆる不安と懐疑に対峙している。

本シリーズ〝青春新書インテリジェンス〟はまさに、この時代の欲求によってプレイブックスから分化・刊行された。それは即ち、「心の中に自らの青春の輝きを失わない旺盛な知力、活力への欲求」に他ならない。応えるべきキャッチコピーは「こころ涌き立つ〝知〟の冒険」である。

予測のつかない時代にあって、一人ひとりの足元を照らし出すシリーズでありたいと願う。青春出版社は本年創業五〇周年を迎えた。これはひとえに長年に亘る多くの読者の熱いご支持の賜物である。社員一同深く感謝し、より一層世の中に希望と勇気の明るい光を放つ書籍を出版すべく、鋭意志すものである。

平成一七年　　刊行者　小澤源太郎

著者紹介
松生恒夫〈まついけ　つねお〉
1955年東京生まれ。松生クリニック院長。医学博士。東京慈恵会医科大学卒業。同大学第三病院内科助手、松島病院大腸肛門病センター診療部長などを経て、2004年、東京都立川市に松生クリニックを開業。現在までに3万件以上の大腸内視鏡検査を行ってきた第一人者で、地中海式食生活、漢方療法、音楽療法などを診療に取り入れ、効果を上げている。著書に『「腸ストレス」を取り去る習慣』(小社刊)をはじめ、『「地中海和食」のすすめ』(講談社)、『腸管免疫力を高めて病気にならない生き方』(永岡書店)など多数。

「腸《ちょう》ストレス」を取《と》ると
老化《ろうか》は防《ふせ》げる

青春新書
INTELLIGENCE

2011年12月15日　第1刷
2012年 1月20日　第2刷

著　者　松《まつ》　生《いけ》　恒《つね》　夫《お》

発行者　小澤源太郎

責任編集　株式会社プライム涌光
電話　編集部　03(3203)2850

発行所　東京都新宿区若松町12番1号
〒162-0056
株式会社青春出版社
電話　営業部　03(3207)1916　振替番号　00190-7-98602

印刷・図書印刷　製本・ナショナル製本

ISBN978-4-413-04343-4

こころ涌き立つ「知」の冒険！

青春新書
INTELLIGENCE

ドラッカーのリーダー思考		小林 薫	PI·289
人生が変わる短《たん》眠《みん》力《りょく》		藤本憲幸	PI·290
たった「10パターン」の英会話		晴山陽一	PI·291
日蓮と法華経	図説 あらすじでわかる！	永田美穂［監修］	PI·292
三宅久之の書けなかった特ダネ	昭和～平成政治、25の真実	三宅久之	PI·293
明治と日本人	図説 地図とあらすじでわかる！	後藤寿一［監修］	PI·294
続日本紀と日本後紀	図説 地図とあらすじでわかる！	中村修也［監修］	PI·295
中国13億人にいま何を売るか		柏木理佳	PI·296
百人一首	図説 地図と由来でよくわかる！	吉海直人［監修］	PI·297
モーツァルトとベートーヴェン		中川右介	PI·298
頭のいい江戸のエコ生活	図説 世界を驚かせた	菅野俊輔	PI·299
「腸ストレス」を取り去る習慣		松生恒夫	PI·300
風土記	図説 地図とあらすじでわかる！	坂本 勝［監修］	PI·301
歎異抄	図説 あらすじでわかる！	加藤智見	PI·302
あぁ、残念な話し方！		梶原しげる	PI·303
その英語、ネイティブはハラハラします		デイビッド・セイン 岡 悦子	PI·304
東京の地理	図説 歴史で読み解く！	正井泰夫［監修］	PI·305
突破する力	希望は、つくるものである	猪瀬直樹	PI·306
Facebook 超入門	仕事で使える！	小川 浩	PI·307
法然と極楽浄土	図説 あらすじでわかる！	林田康順［監修］	PI·308
行列ができる 奇跡の商店街		吉崎誠二	PI·309
明治大学で教える「婚育」の授業		諸富祥彦	PI·310
二天一流はなぜ強かったのか	「剣術」の日本史	中嶋繁雄［監修］	PI·311
古代ローマ人の日々の暮らし	図説 地図とあらすじでわかる！	阪本 浩［監修］	PI·312

お願い ページわりの関係からここでは一部の既刊本しか掲載してありません。
折り込みの出版案内もご参考にご覧ください。